Bien vivre
grâce aux
Oligo-éléments

Dans la même collection

Bien vivre avec l'hypertension,
docteur C.-R. Dauvergnes

collection santé magazine

Bien vivre grâce aux Oligo-éléments

SAVOIR LES CHOISIR

POUR QUELS TROUBLES

LES CONSEILS PRATIQUES

Docteur Robert Thévenet

ÉDITIONS OUEST-FRANCE
13 RUE DU BREIL, RENNES

Sommaire

Introduction

Univers longtemps demeuré insoupçonné et encore perçu comme un peu mystérieux par beaucoup, celui des oligo-éléments ne cesse de s'éclairer chaque jour davantage grâce aux nouvelles techniques d'analyses biochimiques de plus en plus performantes. Et les très récentes découvertes ainsi faites confirment combien toute l'activité de nos tissus et de nos organes dépend de ces si minimes traces de métaux ou de métalloïdes qui constituent les oligo-éléments.

Ceux-ci interviennent en effet au niveau de toute l'économie du corps humain et y jouent chacun un rôle particulier. Bien que leurs teneurs soient d'ordre infinitésimal, elles restent déterminantes, car les oligo-éléments n'agissent nullement par leur masse mais par leur simple présence. Tout comme à un carrefour de nos cités, ce sont les feux de signalisation qui régularisent la circulation sans pourtant y participer et dont la moindre défaillance provoque aussitôt un embouteillage, puis un arrêt d'activité, se répercutant à distance, les oligo-éléments se comportent pareillement.

En effet, sans être directement participants au trafic des divers échanges et processus internes de l'organisme, ils en assurent néanmoins tout le contrôle. S'ils viennent à être absents ou insuffisants, des encombrements fonctionnels se produisent aussitôt et des troubles locaux ou le plus souvent assez éloignés ne manquent pas de survenir. Comparables aux perturbations en chaîne des flux urbains.

Les oligo-éléments sont donc indispensables et pourtant l'organisme ne sait pas lui-même les élaborer. Leur renouvellement ne peut par là même dépendre que des apports alimentaires qui en sont faits.

Ainsi voit-on que les oligo-éléments, tout comme les vitamines et les sels minéraux, participent au domaine de la nutrition, domaine dont chaque personne se doit d'être comptable pour elle-même. Bien savoir choisir ses nourritures, afin d'éviter d'éventuelles carences en oligo-éléments, constitue sûrement l'une des plus efficaces défenses de santé. A chacun d'apprendre ainsi à prévenir de nombreux maux.

Mais de cette action préventive à une action curative, la marge de transition apparaît fort ténue. Aussi les oligo-éléments, bien que loin d'être des médicaments au sens propre du terme, en sont-ils venus à participer, comme ceux-ci, au traitement de très divers troubles, ce qui réalise l'oligothérapie.

Chapitre premier

Éléments-traces, indispensables à la vie

Des macro-éléments aux oligo-éléments

Parmi les minéraux présents dans l'organisme, plusieurs s'y trouvent à doses pondérables. Leurs quantités s'évaluent par centaines de grammes. A ce titre, ce sont des macro-éléments ayant pour noms : calcium, magnésium, phosphore, potassium et sodium.

Une notable partie d'entre eux s'intègre à des structures anatomiques. C'est ainsi que le calcium et le phosphore deviennent constitutifs des os par leur alliance en sels phosphato-tricalciques. Mais la plupart interviennent sous une forme ionisée dans les échanges intra- et extra-cellulaires de nos tissus. Le sodium concourt au maintien de la pression osmotique et à la régulation hydrique de l'organisme. De plus, il joue un rôle déterminant dans le maintien de l'équilibre acido-basique du sang. Magnésium et potassium participent à la contraction ou à la décontraction des fibres musculaires, ainsi qu'à bien d'autres processus physiologiques. Pour sa part, le phosphore, sous la forme d'esters phosphoriques, s'implique directement dans les phénomènes de bio-oxydation et de transport d'énergie.

Quant au calcium, loin de n'être utile qu'au squelette, il tient sous sa dépendance à la fois la tonicité des parois artérielles et les facteurs de coagulation sanguine.

Tous les macro-éléments ont donc ainsi des activités très diverses et connues de longue date. Ils exigent des apports quotidiens importants, mais leurs éventuels déficits se détectent aisément, car ils s'accompagnent de troubles bien caractérisés. De plus, leurs dosages sanguins n'offrent guère de difficultés.

Mais cette facilité d'approche est loin de se retrouver pour les différents autres minéraux, également présents dans l'organisme et tout aussi indispensables à l'entretien de nos fonctions vitales. Leurs infimes teneurs justifient qu'ils soient, par opposition, dénommés non plus « macro- » mais « oligo-éléments », d'un préfixe grec évocateur de petitesse.

Un Français, « père » des oligo-éléments

Actuellement et de par le monde, de multiples travaux sont consacrés aux oligo-éléments et particulièrement dans les pays anglo-saxons où on les étudie sous le nom d'« éléments-traces », expression désormais seule admise par les milieux scientifiques pour les désigner.

L'importance des oligo-éléments ne se discute donc plus et s'impose à tous.

Il fut loin d'en être ainsi à la fin du siècle dernier et jusqu'à ces récentes décennies.

L'histoire des oligo-éléments montre combien toute découverte, allant à l'encontre des dogmes établis, soulève la méfiance, voire l'hostilité des instances officielles régnantes.

C'est en 1897, soit déjà depuis près d'un siècle, qu'un biochimiste français, Gabriel Bertrand, démontra pour la première fois qu'une enzyme, intervenant pour l'utilisation de l'oxygène, ne pouvait exercer son action qu'en présence de manganèse.

De cette découverte, il déduisit que les traces de métaux ou de métalloïdes, si souvent constatées dans les végétaux et les corps d'animaux, et jusqu'alors considérées par tous comme des impuretés ou des toxiques, devaient sûrement jouer un rôle au sein des matières vivantes. Pour lui, de telles présences, loin d'être fortuites ou insolites, devaient avoir une raison. Gabriel Bertrand mit aussitôt en œuvre des études systématiques qui révélèrent que divers métaux, à condition d'être à doses infimes, se comportaient comme de puissants activateurs enzymatiques. Il dressa une première liste de ceux-ci, tout en précisant leurs actions physiologiques spécifiques.

Une semblable ouverture biochimique ne manqua pas d'être vertement critiquée. C'est ainsi qu'au Congrès international de chimie appliquée, s'étant tenu en 1903, le président de séance refusa la communication que Gabriel Bertrand se proposait de faire sur ses travaux. Pour les autres savants de l'époque, métaux ou métalloïdes trouvés dans un tissu végétal ou animal ne pouvaient toujours être que des impondérables impurs et à ignorer.

Il fallut attendre encore près de dix années avant que Gabriel Bertrand puisse se faire entendre et cela non pas en France, mais outre-Atlantique, à New York. Il apportait la preuve que ce qui demeurait toujours des impuretés pour les physiologistes n'était autre que des substances vitales, et proposait de les appeler « oligo-éléments ». Depuis ce temps héroïque de l'autre avant-guerre, les oligo-éléments ont donné lieu à de multiples travaux, avec, à ce jour, plus de 30 000 publications scientifiques à leur sujet.

De la biochimie à la pathologie

Les remarquables découvertes faites par Gabriel Bertrand, véritable « père » des oligo-éléments, quant au rôle primordial de ceux-ci dans les processus biologiques, sont très longtemps demeurées du seul domaine de la physiologie. Les mécanismes secrets de multiples réactions se trouvaient dévoilés, mais sans que cela s'accompagne en regard de manifestations pathologiques patentes.

Gabriel Bertrand était un éminent biologiste mais non un clinicien.

Alors qu'avec les vitamines il a toujours été facile de mettre en évidence les troubles propres à la carence de chacune d'entre elles, avec les oligo-éléments, rien de semblable. Sur le plan strictement expérimental, il apparaît en effet très difficile de supprimer tel ou tel métal de la provende d'un animal et surtout d'interroger ensuite ce dernier sur les troubles qu'il ressent! Aussi, durant de très nombreuses années, les oligo-éléments sont-ils restés sans nulle application thérapeutique.

Un nouveau concept médical

C'est seulement vers 1935 qu'une première ouverture de tendance clinique apparaît avec le docteur J. Ménétrier, travaillant dans le cadre de la fondation Alexis-Carrel, puis de son propre centre de recherches. A cette époque, la tuberculose faisait des ravages et, malgré le caractère très contagieux de cette infection, certaines personnes en demeuraient indemnes, même en vivant de façon très intime avec d'autres qui y succombaient.

Pour le docteur J. Ménétrier, cette immunité spontanée ne pouvait résulter que d'une question de terrain, lui-même fonction du bon équilibre ou des éventuelles déficiences des processus biochimiques de l'organisme.

Or, comme Gabriel Bertrand avait depuis longtemps démontré que de tels processus demeuraient sous la dépendance directe d'oligo-éléments, le docteur J. Ménétrier se mit à rechercher, parmi ces derniers, ceux les mieux aptes à équilibrer chaque type de terrain considéré.

Et, de l'ensemble de ses travaux, il put dégager un concept médical nouveau, particulièrement audacieux pour son temps, à savoir :

- Que la « réceptivité aux maladies » dépend du terrain de chaque malade.
- Que cette réceptivité est en rapport avec les échanges biochimiques, en particulier ceux d'oxydo-réduction et de variations acido-basiques.
- Qu'il est possible d'intervenir sur ces échanges s'ils viennent à être perturbés.
- Et que ces éventuelles interventions, pour être efficaces et sans nul risque, doivent être effectuées par d'infimes doses de métaux tels que : manganèse, cuivre, cobalt ou zinc, par exemple.

Sur de tels fondements, les oligo-éléments se hissaient ainsi au-delà de la seule physiologie et faisaient leur première entrée en médecine. Mais fort timide et presque confidentielle entrée durant longtemps car c'est seulement lors de ces récentes années que les oligo-éléments ont enfin acquis la pleine reconnaissance qu'ils méritent.

Avant tout des biocatalyseurs

A partir d'un banal morceau de pain ou de viande, d'un simple fruit ou légume, parvenir à produire du sang, des muscles ou des os, à maintenir une chaleur corporelle constante ou à élaborer des hormones, n'est-ce pas là une extraordinaire et merveilleuse alchimie de tous les instants!

Or, à presque tous les stades de ces innombrables transformations internes dont notre organisme est le siège, on décèle la présence d'un oligo-élément intervenant. Sans ce dernier, les réactions ne s'effectuent pas ou deviennent défectueuses. C'est lui qui en assure le déclenchement, presque comparable à celui d'une mise à feu. Il allume la mèche mais ne participe pas à l'explosion biochimique qui s'ensuit. En effet, à la fin de l'épreuve, l'oligo-élément se retrouve en général dans son intégrité et disponible pour un prochain allumage.

Tout comme en chimie où hydrogène et oxygène ne peuvent se transformer en eau qu'en présence d'un métal comme le platine, qui constitue le catalyseur indispensable à la réaction, chaque oligo-élément se comporte de semblable façon. Mais s'agissant de réactions au sein d'une matière vivante, il mérite d'être dénommé un « biocatalyseur » ou mieux un « bio-activateur », car il peut aussi intervenir dans des processus autres que ceux de catalyse.

Pourquoi des métaux ou des métalloïdes?

Pour être doué d'activité, tout corps le plus élémentaire, autrement dit un atome, doit être sous une forme ionisée, c'est-à-dire apte à gagner ou à céder un ou plusieurs des électrons qui gravitent autour de son noyau.

C'est dans la mesure où un atome se transforme en ion qu'il acquiert son pouvoir de liaison avec d'autres. Selon son nombre d'électrons disponibles, sa capacité d'association ou de fixation s'accroît et constitue sa valence. On peut ainsi distinguer des ions mono, bi ou trivalents, par exemple.

Étant donné que tout oligo-élément est essentiellement destiné à sans cesse interagir avec diverses substances pour les modifier, il lui faut donc être le plus ionisable possible.

Si l'on se reporte au classique tableau de Mendeleev où la totalité des corps simples connus à ce jour s'y trouve répartie en fonction du poids et surtout des électrons disponibles de chacun d'eux, on constate que les oligo-éléments figurent parmi les plus ionisables, avec une majorité de métaux et quelques métalloïdes (voir tableau page 24). Les liaisons entre atomes s'effectuent grâce aux forces de valence, d'où l'expression d'électrovalence, applicable à l'intervention des oligo-éléments. Ce sont les électrons disponibles sur les orbites atomiques qui permettent à l'oligo-élément de former des complexes avec les différents éléments actifs de la matière vivante, oxygène, azote ou carbone tout particulièrement.

Les métallo-enzymes, couples vitaux

Tous les processus d'assimilation, de synthèse ou de transfert, s'effectuant dans l'organisme, exigent l'intervention d'enzymes. Ces dernières sont des composés protéiques et chacune d'entre elles préposée à une réaction qui lui est très spécifique. Aussi leur nombre est-il considérable, compte tenu des milliers de réactions inhérentes à l'entretien de toute matière vivante.

Mais l'activité de ces enzymes ne saurait avoir lieu sans la présence de ces indispensables bio-activateurs que sont les oligo-éléments.

Enzymes et oligo-éléments vont donc de pair. Ils réalisent des couples métallo-enzymes, couples « vitaux » par excellence puisqu'ils entretiennent la vie. L'union est parfois très intime lorsque le métal s'incorpore à la structure de l'enzyme elle-même, ou plus libre, s'il ne vient à agir que par une présence temporaire.

Dans ce couple métallo-enzyme, l'oligo-élément, non seulement sert d'intermédiaire entre l'enzyme et le substrat sur lequel doit s'exercer la réaction, mais, de plus, il fournit l'énergie nécessaire à cette dernière, sous forme d'énergie électronique. Et c'est là qu'intervient toute l'importance des électrons oligo-métalliques, autrement dit d'oligo-éléments ionisés et non pas amorphes. Plus l'atome de chaque oligo-élément considéré présente d'électrons « célibataires », plus son moment magnétique est important.

C'est ainsi que, parmi les oligo-éléments, les plus actifs, comme le fer, le manganèse ou le cuivre, sont ceux qui possèdent un maximum d'électrons disponibles.

Chapitre II

Connaissance des oligo-éléments

Des teneurs du sol à celles de nos corps

Ce sont les nourritures que nous consommons qui assurent, pour notre organisme, les plus directs apports en oligo-éléments. Mais ces nourritures ne sont toujours que le reflet des sols dont elles proviennent.

De mêmes légumes ou céréales peuvent avoir des teneurs très variables en tel ou tel oligo-élément, selon leurs respectifs terrains de culture. Ceux de basalte ou de roches sédimentaires comme les schistes sont les plus chargés en fer, tout comme le zinc. La craie recèle deux fois plus de manganèse que le granite et dix fois plus que le sable! Quant au cuivre, c'est encore le basalte qui en contient le plus.

Mais du sol jusqu'à nos assiettes, le périple est fort long, à moins de se complaire à manger de l'argile, comme certains le préconisent, pour se mieux porter.

Le passage obligé par le monde végétal risque de modifier les teneurs en oligo-éléments. Bien des engrais se comportent comme de redoutables agents de déséquilibre. Certaines plantes tendent toutefois à concentrer plus particulièrement quelques métaux. En provenance d'un même sol, les légumineuses sont plus riches en cobalt que les graminées. Et le maïs est toujours plus pauvre en manganèse que le blé ou l'avoine.

Si l'on considère les apports par l'intermédiaire des viandes, des interférences multiples ne manquent pas de survenir. Chez l'animal, l'assimilation du cuivre ou du zinc diminue si le fourrage se trouve broyé ou trop humide. Et la plupart des plus hautes concentrations en oligo-éléments se constatent dans les abats. Mais les meilleurs vecteurs animaux d'oligo-éléments sont les hôtes de la mer, qui savent capter toute l'extrême variété oligo-métallique de ce milieu aquatique. Poissons, mollusques et crustacés se distinguent à ce sujet.

Les eaux, et surtout celles classées comme minérales, constituent également d'assez substantiels apports, directement puisés aux sols qu'elles ont traversés. A signaler que l'air lui-même devient source d'oligo-élément lorsqu'il se charge d'embruns du large, riches en iode. (Pour les teneurs en oligo-éléments des principaux aliments, voir tableau page 103.)

Classification des oligo-éléments

Les oligo-éléments peuvent faire l'objet de plusieurs types de classification. Si seules leurs caractéristiques chimiques et ioniques sont envisagées, on doit distinguer entre :

– *Métaux alcalins :* Lithium, Potassium, Sodium.

– *Métaux alcalino-ferreux :* Aluminium, Calcium, Magnésium.

– *Métaux dits de transition :* Chrome, Cobalt, Cuivre, Fer, Manganèse, Nickel, Zinc.

– *Métalloïdes ou non-métaux,* à grande électronégativité : Brome, Fluor, Iode, Sélénium, Soufre.

Il est toutefois plus habituel de considérer les oligo-éléments en fonction de leurs activités et de leur place dans l'organisme, d'où trois grandes catégories :

– *Oligo-éléments essentiels intégrés (voir page 29) :* Cobalt, Cuivre, Fer, Iode, Manganèse, Sélénium, Zinc.

– *Oligo-éléments essentiels « libres » (voir page 53) :* Chrome, Fluor, Lithium, Molybdène, Nickel, Silicium, Vanadium.

– *Autres oligo-éléments divers (voir page 69) :* Aluminium, Argent, Arsenic, Bismuth, Étain, Germanium, Or, Rubidium.

(Voir tableau des Éléments présents dans l'organisme page 28.)

Certitudes et hypothèses d'activités

Tous les oligo-éléments, reconnus comme indispensables dans les mécanismes physiologiques du corps humain, ont fait l'objet de très nombreuses études.

Aussi, pour chacun d'eux, est-il possible d'établir une monographie assez substantielle de leurs propriétés. Mais certains travaux rapportés envisagent des activités non encore admises par tous les biochimistes et qui, pour cela, ne doivent être encore considérées que comme des hypothèses de potentialité, dans l'attente de preuves non discutables. En ce domaine des oligo-éléments, il ne faut pas oublier que nombre d'incertitudes persistent toujours et que les recherches demeurent en cours.

Par ailleurs, il serait présomptueux de vouloir déduire les indications thérapeutiques d'un oligo-élément des seules données recueillies sur le plan expérimental. Entre les effets contrôlés au niveau biochimique et ceux observés en clinique, pour un semblable oligo-élément, il peut exister de très grandes différences ou plutôt de subtiles correspondances qui nous échappent.

Même avec les oligo-éléments essentiels dont on objective pourtant les activités au laboratoire, il faut attendre l'expérience du vécu des praticiens avant de pouvoir conclure sur leurs réelles applications thérapeutiques.

Les oligo-éléments, même essentiels, sont-ils toxiques ?

Toxiques ? Oui, ils le sont presque tous, mais à doses pondérables. A celles auxquelles ils s'utilisent en tant qu'oligo-éléments, ils ne présentent en revanche aucun risque.

Jusqu'à ces très récentes années, tous ces métaux ou métalloïdes, constitutifs de l'arsenal des oligo-éléments, n'étaient très bien connus que pour leurs effets néfastes. On ignorait absolument l'importance de leurs activités sur le plan biochimique. Cette ambivalence du pire et du meilleur pour une même substance ne doit pas surprendre. Ce qui tue peut guérir et, pareillement, ce qui guérit peut tuer. Quelques gouttes de digitaline sauvent le cœur, mais un flacon le fait cesser de battre. De même, pas de vie cellulaire ou tissulaire possible sans eau, le moins toxique de tous les composants d'un organisme, et pourtant ce dernier est en grand danger en cas du moindre excès hydrique.

Que l'on considère le règne végétal ou animal, peu importe. Toutes les mesures y sont relatives avec des effets s'inversant selon les masses envisagées. Métaux et métalloïdes illustrent pleinement cette grande loi de la nature. Dangereux à hautes doses et bénéfiques à doses infinitésimales. L'homéopathie y trouve d'ailleurs son fondement.

En principe, les oligo-éléments ne doivent donc pas faire peur. C'est pourquoi ils ont d'ailleurs tant de succès parmi les fervents de médecines douces.

Mais leur emploi ne saurait être inconsidéré.

Quelquefois, en effet, l'organisme, loin d'être carencé en certains oligo-éléments, en possède en excès. Et les troubles présentés relèvent par là même du domaine toxicologique.

Des surcharges possibles

D'éventuels excès en oligo-éléments demeurent possibles. C'est ainsi que de semblables situations peuvent se rencontrer chez des personnes effectuant des travaux agricoles ou chimiques, par exemple. En effet dans de telles activités, divers produits manipulés sans précaution peuvent entraîner des imprégnations toxiques en différents métaux. Si les doses ainsi absorbées sont importantes, des manifestations évidentes surviennent et entrent dans le cadre des maladies professionnelles. Mais le plus souvent, il n'en va pas ainsi. Les surcharges métalliques sont sournoises et demeurent méconnues, tout en provoquant des troubles pouvant être faussement pris pour un déficit en oligo-éléments.

Mais, hors toute notion professionnelle, des risques existent sur le simple plan alimentaire.

Les légumes en conserve doivent souvent leur bonne mine à trop de sels cupriques, ayant été employés comme verdissants. D'autres surcharges en cuivre sont également possibles avec des graines de céréales ayant été traitées par conservateur à base de ce métal ou même avec de l'eau en provenance d'un puits dont les proliférations d'algues microscopiques ont été chimiquement éradiquées avec des sels cupriques.

TABLEAU RÉCAPITULATIF DES PRINCIPAUX ÉLÉMENTS PRÉSENTS DANS L'ORGANISME

• **Macro-éléments de structure, mais oligo-éléments sous leur forme ionisée**

Ca - Calcium
Mg - Magnésium
P - Phosphore
K - Potassium
Na - Sodium
S - Soufre

• **Oligo-éléments essentiels intégrés**

à des enzymes :
- Cu - Cuivre
- Se - Sélénium
- Mn - Manganèse
- Zn – Zinc

à une vitamine :
- Co - Cobalt

à des hormones :
- I - Iode

à l'hémoglobine :
- Fe - Fer

• **Oligo-éléments essentiels « libres »**

Cr - Chrome
F - Fluor
Li - Lithium
Mo - Molybdène
Si - Silicium
Va -Vanadium

• **Éléments présents dans l'organisme, mais aux actions non parfaitement définies**

Al - Aluminium
Ag - Argent
As - Arsenic
Bi - Bismuth
Sn - Étain
Ge - Germanium
Au - Or
Rb - Rubidium

• **Éléments présents dans l'organisme et aux effets toxiques certains**

Cd - Cadmium
Hg - Mercure
Pb - Plomb

Chapitre III

Les oligo-éléments essentiels intégrés

Méritent d'être qualifiés ainsi tous les oligo-éléments qui s'intègrent aux structures d'une substance élaborée par l'organisme et qui en conditionnent l'activité. Parmi ces substances :
– *les enzymes* avec Cuivre, Manganèse, Sélénium ou Zinc;
– *les hormones* de la thyroïde avec Iode;
– *la vitamine B12* avec Cobalt;
– *l'hémoglobine* du sang avec Fer.

Cobalt

Symbole = Co Numéro Atomique = 27 Masse Atomique = 58,933

Le cobalt illustre combien, dans le domaine des oligo-éléments, la physiologie et la clinique peuvent ne pas pleinement se conjuguer.

En effet, sur le plan biochimique, l'organisme apparaît incapable d'utiliser les ions cobalt pour les transformer en vitamine B12. Il faut que ce métal lui soit fourni déjà tout intégré en cette vitamine, c'est-à-dire sous forme de cyanocobalamine. Pour les physiologistes, le cobalt est donc bien un oligo-élément essentiel, mais sous réserve d'être administré en son état vitaminique, le seul reconnu actif pour lui.

Or, en clinique, le cobalt se trouve prescrit sous de très diverses formes non vitaminiques qui, en principe, devraient donc être inactives.

L'expérience praticienne montre qu'il n'en est rien et qu'au contraire le cobalt permet de traiter de nombreux états pathologiques sans véritable relation directe avec la vitamine B12.

Dans le corps humain, les quantités de cobalt sont très faibles. On les évalue à moins de 1,5 mg pour un adulte de 70 kg et dont 85 % constitutif de la vitamine B12.

Modérateur du système sympathique

Il semble que l'ion cobalt, hors toute vitamine B12, soit doué d'autres propriétés bénéfiques. D'après les spécialistes, ayant une longue expérience de l'oligothérapie, le cobalt se comporte comme un agent régulateur du système sympathique. Il en modère les excès constrictifs, notamment sur les artères et artérioles, ce qui tend à faire fléchir les pressions artérielles trop fortes et à améliorer la circulation périphérique.

Risques de surcharge

Toujours possibles lorsque ce métal se trouve administré à fortes doses dans des cas d'anémie qui ne relèvent pas de la maladie de Biermer. Des troubles rénaux et hépatiques sont à craindre. Élévation exagérée de globules rouges sanguins et altérations cardiaques chez les ouvriers exposés à des intoxications chroniques au cobalt et aussi chez de grands buveurs de bière ayant été additionnée de sels cobaltiques comme agents antimoussants.

Indications de santé

- *Oligo-élément majeur, sous forme de vitamine B12, en cas de maladie de Biermer.*
- *Régulateur du système nerveux sympathique, permettant de limiter les méfaits de celui-ci chez les hypertendus, les artéritiques et les hypernerveux.*

Lait et fromages mieux que laitues ou épinards

Pour les biochimistes, il demeure entendu que dans l'alimentation humaine le cobalt doit relever d'apports en cyanocobalamine ou en composés directs de celui-ci, c'est-à-dire en vitamine B12.

De cette constatation, il résulte que les végétaux verts feuillus, comme les laitues, les choux, les bettes ou les épinards, pourtant parmi les aliments à très hautes teneurs en cobalt, seraient incapables de vraiment assurer nos besoins en cet oligo-élément.

Pour que le cobalt des végétaux soit transformé en vitamine B12, il lui faut être passé par un animal ruminant. C'est la flore intestinale d'un tel animal qui demeure seule apte à synthétiser cette vitamine. Aussi les viandes de bœuf et les produits laitiers dont les fromages, bien que de moindres teneurs en cobalt que les végétaux, seraient à privilégier.

Parlant de cobalt et, par là même, de vitamine B12, cela sous-entend aussitôt des problèmes d'anémie. La vitamine B12 est effectivement un puissant antianémique, mais non de toutes les anémies.

Elle n'est souveraine que dans les seules anémies dites mégaloblastiques ou anémies de Biermer.

Dans de telles applications, la baisse des globules ne s'accompagne pas de pertes en fer comme dans le cas des anémies les plus habituelles, notamment par hémorragies externes ou occultes. L'anémie de Biermer provient d'un déficit de sécrétions au niveau gastrique, et ses plus sévères manifestations sont d'ordre neurologique. Vouloir à tout prix traiter la moindre anémie avec du cobalt peut se révéler dangereux.

Cuivre

Symbole = Cu Numéro Atomique = 29 Masse Atomique = 63,5

C'est en 1928 que le cuivre fut reconnu, pour la première fois, comme un oligo-élément essentiel. On venait en effet de découvrir qu'en son absence, l'organisme ne parvient pas à capter le fer et qu'il s'ensuit une importante anémie.

Mais depuis cette époque, le cuivre s'est révélé intervenir dans de très nombreux autres processus biochimiques.

Le corps humain contient de 75 à 125 mg de cuivre, assez inégalement réparti entre les différents organes, mais avec un important stockage de réserve dans le foie. Pour sa diffusion intracorporelle, le cuivre est toujours lié à une protéine, et particulièrement à une glycoprotéine, formant avec elle un complexe dit de céruloplasmine.

Agent serviteur du fer

L'interdépendance entre cuivre et fer, découverte en 1928, se constate à deux niveaux successifs. D'abord dans l'intestin, où le cuivre permet l'assimilation du fer, puis au-delà, où son complexe de céruloplasmine catalyse la transformation des ions ferreux en ions ferriques. Le cuivre apparaît bien comme le cofacteur indispensable pour une bonne utilisation du fer. Tout déficit en ce métal peut donc se traduire par une anémie dite ferriprive, c'est-à-dire secondaire à un déficit en fer, alors même qu'il n'y a pas de réelle insuffisance d'apports en ce dernier.

Pour la réfection et l'entretien des cartilages

Le cuivre apparaît comme l'un des biocatalyseurs majeurs de différentes enzymes ayant pour rôle de synthétiser l'élastine et le collagène, constitutif du tissu conjonctif.

Lors des états d'arthrose où il existe une usure des cartilages articulaires, le cuivre contribue à la restauration de ceux-ci. De plus, il tend à s'opposer aux phénomènes inflammatoires.

D'après certains, les anti-inflammatoires non stéroïdiens, si utilisés en rhumatologie ou même comme sédatifs de diverses crises douloureuses, ne seraient actifs qu'en présence de cuivre.

Un pouvoir anti-infectieux

Les propriétés antibactériennes et antivirales du cuivre ont surtout été mises en lumière par les résultats obtenus lors d'états infectieux très divers, soit en complément d'antibiotiques, soit même administré absolument seul.

Cette action si bénéfique s'explique par l'activation que le cuivre exerce sur les enzymes qui contrôlent l'oxygénation cellulaire, combattent les radicaux libres et accroissent la formation des anticorps.

Stimulation de divers tissus

Lors de retards de cicatrisation – à la suite de plaies ou de brûlures –, les restaurations locales s'améliorent sous l'effet d'infimes doses de cuivre qui, là encore, intervient par la stimulation d'enzymes spécifiques. La teinte de la peau dépend, elle aussi, du cuivre qui conditionne la tyrosinase, enzyme élaboratrice de la mélanine, base de la pigmentation cutanée.

Par ailleurs, il semble que le cuivre favorise la baisse du cholestérol sanguin et des taux des triglycérides. Son action paraît également s'exercer sur la structure des os, notamment lors de la croissance des jeunes enfants et, à l'autre extrême de la vie, lors des décalcifications des troisième ou quatrième âges.

Deux maladies héréditaires

Heureusement très rares, elles sont directement imputables à des déficits en cuivre.

Dans le cas de la « maladie de Menkes », le cuivre se trouve bloqué au niveau des muqueuses intestinales et demeure inassimilable. Le déficit sanguin qui en résulte se traduit par des anomalies osseuses, une hypotonie des muscles et un retard mental profond.

Avec la « maladie de Wilson », il ne s'agit plus d'un défaut d'absorption, mais d'une incapacité du foie à transformer le cuivre métal en son complexe actif de céruloplasmine. Les troubles induits sont avant tout d'ordre neurologique. Le traitement consiste à limiter les apports directs en cuivre métal, mais en revanche à administrer du cuivre sous sa forme de céruloplasmine, avec prescription conjointe de zinc.

Risques de surcharge

Des risques sont possibles lors d'intoxication chronique par la consommation d'eau en provenance de tuyauterie en cuivre. A ce sujet, ne pas boire d'eau chaude distribuée par de tels conduits, non plus que les eaux d'un puits ou de réservoirs, ayant été traités par sulfate de cuivre, afin d'éviter la prolifération d'algues.

Les stérilets à base de cuivre sont aussi parfois accusés.

Tout excès de cuivre provoque de l'agitation, de l'anxiété et de légères élévations de la pression artérielle.

Indications de santé

- *Oligo-élément majeur en cas d'anémie ferriprive, de certaines fatigues et de nombreux états infectieux.*
- *Stimulant de multiples fonctions, tout particulièrement chez les jeunes enfants et les personnes âgées.*

Fer

Symbole = Fe Numéro Atomique = 26 Masse Atomique = 55,847

Nul n'ignore que le fer est indispensable à notre organisme et en conditionne la vitalité. Sa renommée s'illustre d'ailleurs de la très populaire expression qui attribue une « santé de fer » à tous ceux paraissant échapper aux maladies.

Dans le corps humain, on évalue entre 3 et 4 g le poids total du fer présent. Mais ces quantités se répartissent de façon très inégale en trois secteurs distincts et sous des formes différentes.

Le premier secteur, de loin le plus fourni, est celui du fer lié à une protéine, dénommée globine avec surtout l'hémoglobine des globules rouges et la myoglobine des muscles. L'une et l'autre de ces « ferroglobines » ont pour tâche d'assurer l'oxygénation cellulaire à tous les niveaux corporels. Dans ce même secteur, on relève également du fer dans les structures de plusieurs enzymes, catalases ou peroxydases, par exemple.

Le second secteur concerne le sérum sanguin avec du fer lié à une protéine plasmatique, formant la transferrine, substance dosée lors des analyses de sang.

Quant au troisième secteur, il correspond aux sites de stockage, à savoir ceux de la moelle osseuse, de la rate et du foie. Le fer s'y trouve sous la forme de ferritine ou d'hémosidérine.

Différentes présences du fer * dans l'organisme

Premier secteur	Fer intégré à diverses structures	Hémoglobine Myoglobine	2 500 200	72 %
		Enzymes Cytochromes	15	0,4 %
Deuxième secteur	Fer du sérum sanguin	Transferrine Lactoferrine	3 à 4	0,1 %
Troisième secteur	Fer de stockage	Ferritine Hémosidérine	1 000	27 %

* En milligrammes et en taux moyens.

Du fer recyclé

Bien que le fer intervienne dans de très diverses fonctions, l'organisme n'en exige que des apports assez faibles, à peine 10 mg par jour, hormis en cas de gestation où les besoins s'élèvent jusqu'à 25 mg. Ces modestes quantités peuvent surprendre. Elles suffisent pourtant à compenser les réelles pertes journalières.

Cette relative modération des besoins s'explique par un constant recyclage du fer dégradé. En effet, le fer ayant servi à la synthèse de l'hémoglobine est récupéré après la destruction des globules rouges, puis réutilisé par l'organisme.

Meilleure capacité aux efforts physiques

Tout déficit en fer induit directement celui de l'hémoglobine. Il en résulte aussitôt une mauvaise oxygénation tissulaire. Le cœur et l'ensemble de la musculature en éprouvent les premières conséquences. Le rythme cardiaque doit s'accélérer afin de pallier, par une irrigation accrue, la pauvreté en oxygène du sang distribué. Un essoufflement, plus ou moins prononcé, ne manque pas de survenir. Quant aux muscles des membres, ils tendent à s'asphyxier et à être le siège de crampes. Dans de telles situations, bien plus qu'aux excitants, c'est au fer qu'il faut faire appel. Lui seul permet d'accroître la capacité physique aux efforts et cela tout en soulageant le cœur.

Performances intellectuelles stimulées

L'activité cérébrale est consommatrice d'énergie. Tout comme les muscles, les centres supérieurs encéphaliques exigent de l'oxygène pour rester productifs.

Aussi, tout état anémique par défaut de fer risque-t-il de très vite s'accompagner d'une incapacité de concentration ou d'idéation avec une apathie intellectuelle progressive.

Des études cliniques, effectuées selon une méthodologie rigoureuse, ont permis de conclure à l'existence d'altérations mentales précoces, chez les enfants carencés en fer, mais altérations réversibles après administration de cet oligo-élément.

Grossesses et prématurités

42 % des enfants de mère ayant un trop faible taux d'hémoglobine sont des prématurés, contre 12,7 % seulement pour un taux normal. Tels

s'affirment, dans leur brutalité, les pourcentages dégagés d'une statistique britannique ayant porté sur les naissances au Kenya. Une semblable corrélation entre anémie et accouchement avant terme se constate pareillement dans bien d'autres pays, occidentaux y compris.

Toute grossesse sans apport suffisant en fer, surtout après le 4e mois, retentit donc sur l'enfant à naître. Une interruption risque même de survenir par avortement spontané.

Meilleure résistance aux infections

Outre son rôle déterminant au sein de l'hémoglobine en tant que transporteur d'oxygène, le fer intervient aussi comme activateur de plusieurs réactions enzymatiques.

Le fer participe en effet aux processus du maintien de la température corporelle et surtout à ceux assurant les défenses immunitaires. On observe un nombre plus élevé de maladies infectieuses chez des enfants carencés en fer que chez des enfants régulièrement supplémentés par des aliments riches ou enrichis en fer.

Risques de surcharge

De semblables risques n'existent avant tout qu'en cas d'hémochromatose primitive familiale. Il s'agit là d'une affection génétiquement transmise et caractérisée par un excès d'absorption digestive du fer. Ce dernier, mal utilisé, s'accumule progressivement dans le secteur des réserves, c'est-à-dire au niveau du foie et de la rate, et s'y comporte comme un toxique. Les premiers signes de cette maladie se manifestent en général par la survenue d'un état diabétique et d'une pigmentation cutanée allant croissante.

Autres éventuelles surcharges, celles consécutives à des transfusions sanguines trop souvent répétées.

Par ailleurs, des excès temporaires peuvent résulter d'une carence d'apports en d'autres oligo-éléments – cuivre, par exemple – indispensables pour une bonne utilisation du fer, notamment dans la synthèse de l'hémoglobine.

Indications de santé

- *Oligo-élément des énergies physiques et intellectuelles par l'oxygénation cellulaire qu'il entretient.*
- *Facteur antianémique par excellence.*
- *Indispensable pour mener des grossesses à terme et faire naître des enfants de constitution robuste.*
- *Agent stimulateur des défenses anti-infectieuses.*

Iode

Symbole = I Numéro Atomique = 53 Masse Atomique = 126,90

L'iode est un métalloïde qui n'intervient dans l'organisme humain que comme élément constitutif des hormones sécrétées par la glande thyroïde. Mais de telles hormones, au nombre de deux, la thyroxine et la triiodothyronine ou T3, ont un rôle majeur au niveau cellulaire. Elles conditionnent non seulement le développement corporel, mais aussi le développement cérébral.

L'iode est présent dans toutes les cellules. On évalue ses teneurs corporelles totales entre 25 et 50 mg dont 20 % dans la thyroïde et près de 40 % dans les muscles. L'iode ingéré avec les aliments se transforme en iodures avant de parvenir à la glande qui le retient pour élaborer ses hormones. Les besoins physiologiques en iode sont d'environ 0,035 mg par jour chez le nourrisson et de 0,100 à 0,150 mg chez l'adulte.

Pour tonifier des croissances difficiles

Des enfants au corps chétif, sans appétit, indolents et présentant de nombreux ganglions, notamment à la région arrière du cou, c'est là le tableau fréquent de nombreuses croissances difficiles.

Pour de tels enfants, il suffisait, et il suffit d'ailleurs toujours, d'un ou deux séjours au bord de la mer pour qu'ils retrouvent appétit, vivacité et bonne mine. L'iode de l'air marin a fait son œuvre et les ganglions eux-mêmes ont régressé.

Oligo-élément de l'intelligence

Lorsque, dans une région, il y a une importante absence de nourritures iodées, on constate de graves troubles parmi la population. Des goitres qui correspondent à un gonflement de la thyroïde, en avant du cou, apparaissent chez de plus en plus de personnes, devenant obèses et apathiques. Le taux de fertilité des jeunes couples diminue et la mortalité périnatale augmente. Et chez les enfants, on dénombre un pourcentage croissant de cas d'arriération mentale, voire de parfait crétinisme. A croire qu'à défaut d'iode, pas d'intelligence à espérer.

Risques de surcharge

Un excès d'apports en iode, loin de trop stimuler la glande thyroïde, peut tout au contraire en bloquer les sécrétions, avec l'apparition des mêmes troubles qu'en cas de manque d'iode. De semblables situations peuvent survenir à la suite de prises prolongées ou de surdosages de médicaments à base d'iode, tels les iodures prescrits pour des insuffisances respiratoires chroniques.

De même, de simples laxatifs, riches en algues marines et si souvent recommandés aux femmes enceintes pour leur constipation, risquent d'être dangereux. L'iode qu'ils contiennent franchit aisément la barrière placentaire et induit une sournoise surcharge iodée chez le fœtus. Un trop fréquent usage de teinture d'iode pour désinfecter la peau a également pu être à l'origine de surcharges temporaires.

Indications de santé

- *Oligo-élément de la croissance corporelle et de la maturation cérébrale.*
- *Stimulateur du système cardiocirculatoire et de la combustion métabolique des sucres, des lipides, des protéines.*
- *Mais marge bénéfique assez limitée avec assez fréquents risques de surcharge.*

Manganèse

Symbole = Mn Numéro Atomique = 25 Masse Atomique = 54,93

Le manganèse illustre de façon démonstrative combien certaines non-concordances peuvent exister entre le domaine expérimental et le domaine clinique.

Sur le strict plan biochimique, cet oligo-élément est facilement reconnu comme activateur de très divers systèmes enzymatiques, comme ceux des hydrolases, galacto-transférases ou carboxylases. En revanche et contrairement à la plupart des autres oligo-éléments, peu de troubles paraissent imputables à ses carences dans l'organisme.

Autrement dit, si l'on ne considérait que le seul aspect expérimental, le manganèse serait d'un intérêt très relatif.

Or, sur le plan clinique, celui où l'on se trouve confronté à des manifestations pathologiques indiscutables et parfois sévères, le manganèse prend une place prépondérante. De multiples affections s'améliorent sous son action. Il est un des atouts majeurs de l'oligothérapie.

Dans le corps humain, on évalue son pool global entre 15 et 30 mg avec les reins et le foie comme sites électifs. Le sérum sanguin en transporte de 40 à 80 mg par litre, mais avec de fortes variations selon l'âge.

On estime qu'une table classique, bien équilibrée en céréales et légumes verts, en apporte de 2 à 5 mg chaque jour, quantités suffisantes pour satisfaire les besoins d'une personne en bonne santé. Mais, lors de différents états pathologiques, des apports plus substantiels s'imposent et deviennent correcteurs de ceux-ci.

Squelette et fonction de reproduction

Si l'on se reporte aux travaux expérimentaux publiés, les seules conséquences d'un manque de manganèse porteraient sur la croissance du squelette et la vitalité de reproduction. Ces retentissements seraient en relation avec une réduction d'activité d'une enzyme, la glycosyltransférase.

Par ailleurs, il est admis que le manganèse intervient dans la synthèse des protéines, des acides nucléiques et même de l'hémoglobine. D'autre part, il posséderait une légère action régulatrice sur les taux du sucre sanguin, ce qui en ferait un adjuvant des traitements antidiabétiques.

Antiallergique...

Les propriétés antiallergiques du manganèse se dégagent avant tout des résultats obtenus avec cet oligo-élément dans le traitement de l'asthme et de l'eczéma. Les manifestations réactionnelles à de très divers allergènes – pollens, poussières ou poils d'animaux, par exemple – se font moins intenses et de plus brèves durées. Le manganèse se comporte comme un précieux adjuvant des médications spécifiques prescrites par ailleurs. De plus, il favorise les cures de désensibilisation allergique.

... et antivieillissement

Étant donné que le manganèse fait partie intégrante d'enzymes intracellulaires, les superoxydes dismutases mitochondriales, qui s'opposent à la prolifération des radicaux libres, il mérite, à ce titre, d'être considéré comme un facteur de lutte contre le vieillissement. En effet, l'accumulation de radicaux libres dans l'organisme accélère la dégradation des tissus osseux, musculaires ou viscéraux.

Risques de surcharge

Avec le manganèse, il n'y a guère de surcharges à craindre. Des apports quotidiens jusqu'à 10 mg, ce qui demeure très exceptionnel pour les tables occidentales, sont sans risque aucun. Les seules surcharges à redouter sont de caractère professionnel, dans la métallurgie et l'extraction des minerais manganiques. Elles se manifestent par des hallucinations et des tremblements de type parkinsonien.

Indications de santé

- *Oligo-élément des états allergiques.*
- *Correcteur des terrains arthritiques et facteur d'anti-vieillissement.*

Sélénium

Symbole = Se Numéro Atomique = 34 Masse Atomique = 78,96

L'histoire du sélénium en biologie, c'est curieusement celle d'une même découverte, faite simultanément dans plusieurs pays, fort éloignés les uns des autres et sans relation directe évidente.

C'est en effet la même année, en 1979, et à la suite de travaux tout à fait distincts, que le sélénium fut proclamé oligo-élément essentiel, à la fois aux États-Unis, en Chine et en Nouvelle-Zélande. Outre-Atlantique, des recherches strictement expérimentales venaient de prouver que le sélénium aurait un rôle majeur dans l'activité d'une enzyme vitale entre toutes, la glutathion peroxydase. Dans l'ex-Empire céleste, il s'agissait, en revanche, d'atteintes cardiaques graves, d'extension presque épidémique et que seuls des sels de sélénium permettaient de guérir. Et aux antipodes, la constatation que les dystrophies musculaires relevaient d'un manque de sélénium.

Ainsi, partout, un même élément salvateur commun : le sélénium.

Dans les aliments, le sélénium se présente avant tout sous une forme organique d'acides aminés séléniés. Par là même, ce sont les nourritures les plus riches en protéines, les meilleures sources d'apports en sélénium. Les besoins quotidiens, chez un adulte, sont évalués entre 100 et 200 mcg.

Antivieillissement

Le sélénium intervient dans l'organisme en tant que cofacteur de la glutathion peroxydase. Sans lui, cette enzyme reste inactive. Or, c'est elle qui neutralise les radicaux libres et les peroxydes organiques, hautement toxiques pour les cellules dont le renouvellement constant se trouve perturbé.

Dans cette même lutte contre les radicaux libres, la vitamine E se comporte comme un précieux auxiliaire du sélénium. A eux deux, ils retardent les inexorables atteintes du vieillissement.

Sauvegarde du cœur et des artères

De par ses heureuses propriétés à l'encontre des radicaux libres, le sélénium contribue à prévenir de très nombreux états pathologiques ou tout au moins à éviter leur aggravation.

Il a pu être démontré que l'artériosclérose des artères coronaires était inversement proportionnelle aux teneurs sanguines en sélénium. Par ailleurs, s'il y a insuffisance de sélénium, les risques d'agrégation plaquettaire avec formation de caillots augmentent et des embolies sont à craindre, notamment au niveau cérébral.

Les taux de cholestérol demeurent également, pour une large part, sous la dépendance du sélénium. Ce dernier permet d'accroître favorablement le rapport entre « bon » et « mauvais » cholestérol.

Multiples autres indications

Toutes les affections qui s'accompagnent d'une élévation des radicaux libres dans l'organisme sont justiciables d'apports accrus en sélénium. Il en va ainsi lors d'intoxications alcooliques chroniques, de suites d'hépatites virales ou d'hypercholestérolémie. Les rhumatismes de type inflammatoire peuvent, eux aussi, relever du sélénium car, lors de leurs poussées évolutives, il y a de fortes productions de radicaux libres.

Le sélénium apparaît également bénéfique en cas d'insuffisance rénale, de mucoviscidose et lorsqu'il existe des faiblesses musculaires avec atrophie. D'autre part, et d'après des travaux expérimentaux sur l'animal, il semble que le sélénium pourrait être préventif de certaines tumeurs.

Risques de surcharge

Des apports s'élevant chaque jour à 500 mcg, voire à 1 000 mcg de sélénium – notamment parmi la population japonaise, grande consommatrice de poissons, ou en certaines contrées dont le sol est très chargé en sélénium –, n'ont jamais provoqué de troubles particuliers. Or, les apports recommandés sont fort différents, puisque n'outrepassant pas 200 mcg. Néanmoins, des surdosages accidentels ont pu être constatés avec, comme manifestations révélatrices : odeur alliacée de l'haleine, ongles et cheveux devenant cassants, éruptions cutanées, douleurs aux mains et aux pieds, et possibles convulsions.

Indications de santé

- *Oligo-élément pour une lonque vie.*
- *Préventif de multiples maux du troisième âge.*

Zinc

Symbole = Zn Numéro Atomique = 30 Masse Atomique = 65,37

De tous les oligo-éléments, le zinc apparaît comme l'un des plus participatifs aux réactions biochimiques de l'organisme. On évalue en effet à près de 200 le nombre des enzymes pour lesquelles il est indispensable. Il intervient tout particulièrement dans la synthèse des protéines et des acides nucléiques.

Dans le corps humain, c'est l'élément-trace le plus abondant après le fer, avec une quantité d'environ 2,5 g. Parmi les tissus ou organes les plus chargés en zinc, il faut surtout citer les os, les muscles, le foie, la prostate et les cheveux.

Il faut de 10 à 12 mg d'apports pour assurer les besoins quotidiens. Mais ces apports ne dépendent pas des seuls taux natifs en zinc des nourritures ingérées. Des cuissons à l'eau entraînent d'importantes pertes. En revanche, l'usage de certains ustensiles de cuisine peut en accroître les teneurs tout comme les conditionnements galvanisés des aliments en conserve. D'autre part, la capacité d'absorption intestinale du zinc décroît avec l'âge. Par là même, les besoins augmentent avec le vieillissement.

Défenses immunitaires accrues

Par action sur la membrane des lymphocytes, cellules anti-infectieuses par excellence, le zinc accroît les défenses naturelles de l'organisme. De plus, et surtout chez le jeune enfant, il stimule les sécrétions du thymus, glande de la maturation immunitaire. Grâce à lui et face à une agression microbienne, la production d'anticorps augmente.

Il en va de même, s'il s'agit d'une vaccination, d'où une meilleure protection en cas d'infection.

Mais ces améliorations de l'immunité cellulaire ne s'obtiennent en général qu'après des administrations de zinc, prolongées sur un ou plusieurs mois et sous condition de respecter des doses n'outrepassant pas 40 à 50 mg par jour. A trop fortes doses, les effets risquent de s'inverser et le zinc de devenir toxique.

Contre l'impuissance

Parmi les si nombreux processus enzymatiques où le zinc intervient, ceux relatifs à la sphère hormonale masculine méritent une particulière attention.

En effet, très rares sont les oligo-éléments aptes à accroître tout à la fois les sécrétions de testostérone, le nombre et la mobilité des spermatozoïdes. Avec le zinc, l'activité sexuelle reprend force. Et l'impuissance disparaît. Des doses de 10 à 100 mg par jour sur quelques mois ont permis de traiter des stérilités avec succès et d'obtenir des grossesses depuis longtemps espérées.

De multiples autres affections

De multiples et très diverses autres affections sont justiciables de supplémentations en zinc, de la perte du goût au psoriasis ou à l'acné, de la polyarthrite rhumatoïde à l'insuffisance rénale ou des prostatites au banal coryza, par exemple. Cette si large gamme d'indications explique pourquoi le zinc tient une si grande place en oligothérapie.

Risques de surcharge

Pratiquement impossibles par apports alimentaires et encore moins par oligothérapie. Des manifestations toxiques, imputables au zinc, ne surviennent qu'à la suite d'ingestions supérieures à 200 mg par jour sur plusieurs semaines ou d'injection du métal par voie intraveineuse. Parmi ces manifestations : nausées, vomissements, gêne respiratoire, fièvre et accélérations cardiaques.

Indications de santé

- *Oligo-élément omniprésent.*
- *Effets bénéfiques très éclectiques, lors de multiples affections, rhumatismales, dermatologiques, sexuelles ou autres.*

Signes de carence en zinc

Lors de différents états physiologiques – croissance, grossesse, allaitement – ou accidentels – plaies, brûlures, traumatismes divers –, les besoins en zinc augmentent de façon importante, avec d'éventuelles manifestations de carence s'ils ne sont pas satisfaits.

Chez l'enfant, le développement staturo-pondéral s'effectue mal. Il y a un manque d'appétit et souvent diverses petites lésions croûteuses ou suppuratives qui persistent autour des lèvres, des yeux, des narines ou des régions anales.

Chez la femme enceinte, le manque de zinc relève avant tout d'un transfert prioritaire vers son fœtus. Si le déficit oligo-métallique qui en résulte ne se trouve pas compensé, des convulsions sont possibles et l'enfant à naître risque, pour sa part, de présenter des malformations.

En cas de carences sévères, les diarrhées se multiplient, les cheveux tombent par plaques, l'acuité visuelle diminue avec confusion des couleurs et les facultés intellectuelles régressent tout comme la libido. Et en cas de brûlures ou de plaies, les cicatrisations tardent à se réaliser.

Chapitre IV

Les oligo-éléments essentiels « libres »

Tout comme les intégrés, ce sont des oligo-éléments essentiels dans la mesure où l'organisme ne peut pas se passer de leur présence. Mais ils sont libres, autrement dit disponibles, pour aller exercer leur action catalytique d'une réaction à l'autre, sans liaison permanente avec une enzyme ou une hormone, par exemple.

Ces oligo-éléments ont également donné lieu à de nombreuses études dont les conclusions n'ont pas toutes été confirmées. Néanmoins, plusieurs de ces conclusions encore un peu spéculatives ne manquent pas d'éclairer beaucoup de résultats obtenus en oligothérapie.

Chrome

Symbole = Cr Numéro Atomique = 24 Masse Atomique = 52

De tous les oligo-éléments essentiels, c'est le dernier en date à avoir été reconnu comme tel. Dans l'organisme, les quantités de chrome présent paraissent assez variables, allant de 1 à 7 mg. Les teneurs se constatent maximales à la naissance, puis décroissent avec l'âge.

Cet oligo-élément intervient sur de très nombreux processus enzymatiques.

Accroît la tolérance aux sucres

Chez les animaux ayant un taux de sucre sanguin très élevé, il avait été constaté depuis longtemps que l'administration de levure de bière abaissait ce taux. Dans la levure, il existait donc une substance active contre les excès de sucre. Une fois isolée, elle fut dénommée « G.T.F. », c'est-à-dire « Facteur de Tolérance au Glucose », et à son analyse, il apparut que son pouvoir résultait de sa composition à base de chrome.

Des études ultérieures ont confirmé que ce métal potentialise l'activité de l'insuline. Mais d'après de plus récents travaux, il semble que cette interaction chrome/insuline ne soit pas directe et qu'elle implique des étapes intermédiaires faisant intervenir des complexes d'acides aminés. Quoi qu'il en soit, le chrome permet une meilleure utilisation des sucres et peut, par cette action, contribuer à améliorer les états diabétiques.

Anticholestérol

Une action anticholestérol se constate sur l'animal d'expérience, mais n'a pas encore été prouvée chez l'homme.

Si l'on prive des rats de tout apport en chrome, leur taux de cholestérol s'élève et, sur leurs parois artérielles, des plaques indurées d'athérome surviennent. Avec addition du métal, les chiffres de cholestérol se normalisent et les infiltrations athéromateuses régressent. Il semble donc que cet oligo-élément soit un activateur de l'oxydation des acides gras. Autrement dit, il aide à mieux brûler les graisses.

Risques de surcharge

Sur ce plan, il importe de bien distinguer entre le chrome hexavalent qui présente une notable toxicité et le chrome trivalent qui ne produit d'effets néfastes qu'à doses extrêmement élevées et sans aucune mesure avec celles administrées en oligothérapie.

Par ailleurs, il a été prouvé que dans l'organisme le chrome trivalent ne se transforme jamais en hexavalent.

Indications de santé

- *Intérêt d'emploi chez les diabétiques pour abaisser les taux du sucre sanguin.*
- *Utile chez les personnes âgées pour pallier la régression du chrome tissulaire, inhérente à l'avancée en âge.*
- *Favorable, du moins les travaux expérimentaux le laissent-ils espérer, pour lutter contre les excès de cholestérol et prévenir l'athérosclérose.*

Chrome et sexes

Il ne s'agit nullement d'une quelconque action du chrome sur de possibles prouesses sexuelles, comme pourrait l'évoquer un tel titre, mais d'assez curieuses constatations faites, là encore, sur l'animal, en attendant que ce le soit un jour prochain avec les humains.

Une carence prolongée en chrome provoque une chute de 50 % des spermatozoïdes du mâle, mais nulle baisse de fertilité chez la femelle. En revanche, une adjonction systématique de chrome dans l'eau de leur boisson accroît de façon considérable la longévité des mâles et ne modifie absolument pas celle des femelles.

Le chrome serait-il misogyne?

Fluor

Symbole = F Numéro Atomique = 9 Masse Atomique = 18,99

Pour le fluor, la notion d'oligo-élément essentiel a longtemps été controversée car ce métalloïde était surtout connu pour les intoxications parfois gravissimes qu'il provoque. Mais aujourd'hui, il apparaît bien comme indispensable à l'organisme. Il constitue l'un des éléments majeurs des structures osseuses et dentaires. Dans l'émail dentaire, il forme un cristal de fluoro-apatite, résistant aux acides produits par les bactéries buccales et, par là même, prévient les caries. Mais sa fonction n'est pas seulement passive. Il possède une action activatrice pour certaines enzymes, notamment celles qui élaborent le collagène, étape initiale des restaurations fracturaires.

Dans le corps humain, le stock en fluor est

d'environ 5 g, avec des concentrations maximales au niveau des os et des dents. Néanmoins, le fluor demeure dosable dans le sang, avec des teneurs de l'ordre de 28 mcg pour 100 ml. Il s'agit de la fraction ionisée du fluor ou fluorémie. Son taux reflète la fixation ou la désagrégation osseuse. Il tend à augmenter avec l'âge et surtout chez les femmes, après la ménopause. De même en cas d'insuffisance rénale chronique. La surveillance de la fluorémie permet d'apprécier, de façon indirecte, la qualité osseuse du squelette.

Fractures, luxations et entorses

A la suite d'une fracture, tout comme en cas d'ostéoporose du troisième âge, la reminéralisation phosphocalcique exige, pour être efficace, l'incorporation simultanée de traces de fluor.

La tendance aux luxations ou aux entorses résulte d'une distension des ligaments interosseux ou des tendons musculaires. Le fluor contribue à renforcer la résistance de telles attaches et à éviter ainsi les si fréquentes récidives d'incidents sportifs à ces niveaux. Les risques de tendinites se trouvent également prévenus.

Prévention de l'athérosclérose ?

De récents travaux auraient montré que le fluor, en fixant le calcium sur les os, éviterait que ce dernier aille se déposer sur l'intérieur des parois artérielles. Si cette ouverture nouvelle venait à se confirmer, le fluor mériterait d'être conseillé dans la prévention de l'athérosclérose.

Risques de surcharge

Différents insecticides, raticides ou décapants antirouille sont à base de dérivés du fluor ou d'acide fluorhydrique. La manipulation ou l'ingestion accidentelle de tels produits provoquent des intoxications aiguës pouvant être mortelles. Le fluor en excès bloque de nombreux métallo-enzymes, indispensables à la vie cellulaire. On constate une chute du calcium sanguin et une élévation du potassium, entraînant la fibrillation des muscles cardiaques.

Si ces surcharges massives sont rares, d'autres plus insidieuses demeurent fréquentes. Elles induisent différents troubles, relevant d'une « fluorose » chronique et survenant pour des absorptions de fluor supérieures à 8 mg par jour. Les articulations deviennent douloureuses et la colonne vertébrale de même que les membres se déforment. Les dents s'altèrent simultanément.

Indications de santé

- *Oligo-élément consolidant les structures osseuses et les attaches ligamentaires ou tendineuses.*
- *Préventif des caries dentaires.*
- *Mais toujours à prendre à doses très prudentes pour éviter celles à la limite d'une éventuelle toxicité.*

Faut-il fluorer les eaux?

Cette question ne manque pas de diviser le monde des hygiénistes. Pour les uns, des eaux enrichies en fluor sont souhaitables, à raison de 1 mg par litre. Elles diminuent de façon significative le pourcentage de caries dentaires, particulièrement chez les enfants, comme le prouvent différentes études épidémiologiques.

Mais pour d'autres, un semblable traitement des eaux de distribution fait courir le risque inhérent à tout excès de fluor. Des taches blanches apparaissent sur les dents qui prennent un aspect de porcelaine. Des études ont révélé que ces manifestations indésirables se produisent dès que l'on franchit le seuil de 2 mg par litre.

La différence entre les concentrations à effets préventifs et celles à effets néfastes semble donc très minime.

Lithium

Symbole = Li Numéro Atomique = 3 Masse Atomique = 6,94

Le lithium est l'exemple type de l'oligo-élément n'ayant été reconnu comme tel qu'à la suite de son emploi, à doses pondérables, en thérapeutique psychiatrique. Voulant savoir par quels mécanismes ce métal exerçait son action sur les centres cérébraux, on découvrit qu'en réalité sa présence dans l'organisme et à doses infinitésimales était indispensable. Il cessait d'être ainsi considéré comme un simple médicament d'administration externe et prenait place parmi les autres biocatalyseurs vitaux du corps humain.

Ses apports quotidiens s'évaluent entre 1 à 2 mg, sous la forme de carbonate ou d'acétate de lithium, par la consommation de légumes verts, d'œufs, de viandes ou de poissons.

Il semble que le lithium intervienne dans de très nombreux systèmes enzymatiques. C'est ainsi qu'il freinerait les sécrétions de l'hormone antidiurétique et des hormones thyroïdiennes, risquant d'induire ainsi des accumulations graisseuses. Mais ses activités les plus frénatrices s'effectuent au niveau des centres supérieurs, comme le prouvent les résultats obtenus lors de sa prescription dans certaines maladies mentales.

Modulateur du système nerveux

La plupart des neuromédiateurs – catécholamine, sérotonine ou GABA – demeurent sous une relative dépendance du lithium. Les transmissions nerveuses, en particulier au niveau des passages membranaires, tout pareillement. Il en résulterait une modulation régulatrice des impulsions trop excessives, d'où les effets tranquillisants du lithium.

Les apaisements constatés en thérapeutique par la prescription de lithium, dans des cas d'alternances maniaco-dépressives ou d'insomnies anxieuses, confirment l'impact électivement cérébral de ce métal.

Risques de surcharge

Si en pratique d'oligothérapie, nulle surcharge n'est à craindre, il n'en va pas de même en allopathie. A fortes doses, le lithium se comporte comme un toxique. Sa prescription en psychiatrie traditionnelle impose des dosages sanguins de surveillance, avec une lithiémie devant toujours être inférieure à 0,8 m Equ/l. Parmi les manifestations de ces éventuelles surcharges thérapeutiques :

vomissements, diarrhée, tremblements, léthargie, goitre, troubles cardiaques et prises de poids.

Indications de santé

- *Oligo-élément de l'équilibre psychique.*
- *Également bénéfique à doses pondérables, mais sous réserve d'une haute surveillance.*

Molybdène

Symbole = Mo Numéro Atomique = 42 Masse Atomique = 95,94

A l'état naturel, ce métal se trouve incorporé à différents minerais de soufre et de plomb. Depuis très longtemps on connaît son rôle indispensable dans le règne végétal. Sans lui, les bactéries et les algues, qui fixent l'azote atmosphérique, ne parviendraient pas à réaliser la synthèse des protéines présentes dans les plantes. Mais, en revanche, la mise en évidence de ses actions enzymatiques chez l'homme ne date que d'une vingtaine d'années.

Le molybdène est constitutif de plusieurs enzymes : xanthine, oxydase et aldéhyde oxydase tout particulièrement.

Dans l'organisme, sa présence se détecte surtout au niveau du foie avec des quantités assez variables, de 2 à 7 mcg/g. On en décèle également dans les glandes surrénales et les os. Il semble que les besoins quotidiens, évalués à 0,1 mg, soient satisfaits dès l'instant où il y a régulièrement consommation de céréales, de légumineuses et d'un peu de viande.

Adjuvant antianémique

Le molybdène est indispensable à la libération du fer transporté par la ferritine. Par là même, il apparaît comme un adjuvant antianémique indirect. Pour certains auteurs, les déficiences sexuelles masculines d'au-delà la cinquantaine seraient imputables à un déficit en cet oligo-élément. Et pour d'autres, le molybdène préviendrait la formation de tumeurs digestives, notamment au niveau de l'œsophage.

Risques de surcharge

Bien que métal très peu toxique, le molybdène en excès peut provoquer des crises de goutte. De telles manifestations sont paradoxalement la conséquence de l'action détoxicante de cet oligo-élément. En effet, l'une de ses enzymes, la xanthine oxydase, pour éliminer les bases puriques indésirables dans l'organisme, transforme celles-ci en acide urique, avec le risque de crises goutteuses. A signaler aussi que le molybdène se comporte comme un antagoniste du cuivre et peut, par compétition, induire une carence en cet autre oligo-élément.

Indications de santé

- *Oligo-élément d'activités encore mal précisables, mais néanmoins indispensables.*
- *Action détoxicante.*

Nickel

Symbole = Ni Numéro Atomique = 28 Masse Atomique = 58,71

Longtemps considéré comme toxique mais toutefois préconisé, en minimes quantités, pour accélérer la croissance des volailles, le nickel n'a été que récemment reconnu comme un oligo-élément essentiel.

Dans le corps humain, on évalue ses teneurs à 10 mg, avec prédominance dans les os et au niveau de l'aorte. Les besoins journaliers en nickel, de 0,30 à 0,60 mg, paraissent être largement satisfaits dès l'instant où l'on mange des dérivés de céréales et notamment du pain ou des pâtes. Mais chez les personnes obèses, il semble que les besoins soient accrus. Le nickel, à l'état de traces, intervient surtout pour l'utilisation des nourritures sucrées. Chez l'animal, une injection de nickel augmente le taux de la glycémie, c'est-à-dire du sucre sanguin. Son action paraît donc porter sur les fonctions pancréatiques. D'autre part, il possède un léger effet antihypertenseur. Mais jusqu'à ce jour, nulle manifestation évidente de carence en nickel n'a été constatée chez l'homme.

Oligo-éléments des « gros mangeurs »

Étant activateur de différentes enzymes digestives, le nickel semble tout particulièrement convenir à ceux qui, gros mangeurs, brûlent mal les sucres et les graisses dont ils sont friands. Sous son action, les sécrétions de la salive et du pancréas deviennent plus chargées en amylase, enzyme assurant la dégradation initiale des féculents. Aussi est-ce un oligo-élément recommandé dans les cas d'obésité ou d'états prédiabétiques, de type gras.

Mais, pour de telles indications, son emploi mérite d'être couplé avec d'autres oligo-métaux comme le cobalt ou le zinc.

Risques de surcharge

Il est rare que des surcharges en nickel puissent provenir de l'alimentation. Nulle nourriture n'en recèle des doses élevées. En revanche, les personnes qui ont à l'utiliser pour le nickelage électrolytique des métaux demeurent susceptibles de surcharges sévères. Les manifestations pathologiques révélatrices de ces éventuelles intoxications chroniques au nickel sont surtout : des eczémas, des démangeaisons tenaces, des crises d'asthme ou des atteintes hépatiques.

A signaler qu'une absorption excessive peut résulter de l'inhalation de la fumée du tabac qui contient, outre du cadmium, de notables teneurs en carboxyle de nickel.

Indications de santé

- *Oligo-élément des surcharges pondérales.*
- *Bio-activateur complémentaire d'autres oligo-éléments essentiels, comme le cobalt et le zinc.*

Silicium

Symbole = Si Numéro Atomique = 14 Masse Atomique = 28,08

Le silicium constitue 27,7 % de l'écorce terrestre. Il s'y présente sous la forme de silicates et surtout de silice. C'est le second élément naturel après l'oxygène.

Le corps humain en contient plus de 7 g avec une répartition très inégale. Les os, tendons et territoires cutanés en sont les plus chargés. Dans le sérum sanguin, son taux se maintient à 1 mg par 100 ml. Pour les besoins de l'organisme, les apports souhaitables varient de 10 à 30 mg par jour, quantités satisfaites par une alimentation normale. A signaler que la bière correspond à une solution quasi saturée en silicium avec une teneur de 1 200 mcg/g de ce métalloïde.

Les taux tissulaires de silicium demeurent à peu près stables jusqu'à la cinquantaine. Au-delà de cet âge, ils diminuent régulièrement et surtout au niveau de la peau et des parois artérielles. Tout déficit en silicium augmente les processus d'athérosclérose du troisième âge.

Pour des os solides

L'implication du silicium dans la croissance des os et dans la formation des cartilages articulaires a été prouvée. Il intervient comme activateur des ostéoblastes qui sont les cellules génératrices de la trame osseuse sans lui-même être un réel constituant de celle-ci. Sa déficience chez l'enfant entraîne une immaturité du squelette et chez l'adolescent ou l'adulte, des risques de fractures.

Au service des ongles, des cheveux... et des artères

Lors d'états de carence en silicium, les ongles et les cheveux s'altèrent et deviennent cassants. La peau perd de sa souplesse et se flétrit. Chez la femme qui vient d'accoucher, de nombreuses vergetures apparaissent. De telles manifestations proviennent d'un mauvais renouvellement du tissu conjonctif de soutien et de ses fibres. Or, le silicium a un rôle fondamental pour l'élaboration d'un semblable tissu qui, à l'état normal, doit être riche en élastine.

Au niveau des parois artérielles, un phénomène assez identique se produit.

Risques de surcharge

Deux origines possibles pour d'éventuelles accumulations toxiques de silicium dans l'organisme : excès d'inhalation de poussières de silice par voies aériennes ou défaut d'élimination rénale. Dans le premier cas, cela conduit à un déficit respiratoire, relevant en général d'une maladie professionnelle, la silicose, et, dans le second cas, à une néphrite hypertensive. Mais de telles conséquences aussi graves sont très rares.

Indications de santé

- *Oligo-élément des structures osseuses et cartilagineuses.*
- *Maintien des souplesses cutanées et artérielles.*

Vanadium

Symbole = V Numéro Atomique = 23 Masse Atomique = 50,94

Étant le plus récent métal admis dans le pool des oligo-éléments, le vanadium est encore loin d'avoir livré tous ses secrets. A l'état de traces, sa présence se constate dans toutes les espèces animales et végétales. L'air atmosphérique en contient également, en provenance de la combustion du charbon, du mazout ou d'huiles de vidange. Cette dispersion aérienne explique pourquoi l'on trouve dans l'organisme humain deux fois plus de vanadium chez les habitants de grandes villes que chez ceux de la campagne. Les teneurs moyennes vont de 100 à 200 mcg, avec des concentrations maximales au niveau du foie, de la rate et des reins. Avec une alimentation normale, les absorptions quotidiennes s'évaluent entre 10 et 20 mcg, surtout apportés par la consommation d'huiles végétales.

Le vanadium stimule l'activité de plusieurs enzymes, notamment au niveau du muscle cardiaque et des cellules hépatiques. De plus, il joue un rôle important dans la régulation des échanges sodiques et calciques. Dans cette action, il intervient en synergie avec le magnésium et le potassium.

Protecteur du cœur et des vaisseaux

Sur le plan expérimental, le vanadium diminue la synthèse du cholestérol hépatique et semble favoriser la mobilisation de celui se déposant sur les parois internes de l'aorte. A ce titre, il mérite donc d'être considéré comme un oligo-élément préventif des maladies cardio-vasculaires.

De même, il exercerait une protection contre les caries dentaires. Il est à remarquer que l'émail dentaire ainsi que la denture ont de notables teneurs en vanadium.

Le cerveau en question

Les impacts fonctionnels du vanadium ne se limitent pas aux seules sphères cardiaques, circulatoires ou rénales. Certains d'entre eux s'exercent aussi sur les neuromédiateurs du cerveau. D'ailleurs, plusieurs auteurs estiment que cet oligo-élément s'implique sûrement dans la genèse de beaucoup d'états dépressifs.

Risques de surcharge

Par la seule voie alimentaire, il n'existe aucun risque sur ce plan. Mais dans un cadre professionnel, les occasions de manipuler des sels de vanadium sont nombreuses : travaux sur verre, céramique, semi-conducteurs, etc. Toutefois, les plus grandes menaces proviennent d'éventuelles intoxications par inhalation d'air pollué, avec diverses manifestations pathologiques : œdème pulmonaire, entérite hémorragique, vertiges ou tremblements. A signaler que la vitamine C prévient de semblables risques.

Indications de santé

- *Oligo-élément anticholestérol.*
- *Protecteur des vaisseaux.*

Chapitre V

Autres oligo-éléments divers

Outre les oligo-éléments dits essentiels, car aux actions parfaitement définies et reconnues comme indispensables à différentes fonctions vitales, d'autres substances, à l'état de traces, sont également présentes dans l'organisme. Jusqu'à ce jour, il n'a pas encore été possible de préciser avec certitude le rôle dévolu à chacune d'entre elles. Néanmoins, leurs présences ne sauraient être fortuites. Aussi s'efforce-t-on d'en déterminer les raisons.

Leurs teneurs très minimes, toujours actives à de subtils niveaux enzymatiques, paraissent toutefois être souvent proches d'un seuil toxicologique.

Aluminium

Symbole = Al Numéro Atomique = 13 Masse Atomique = 26,97

Métal constitutif à l'état naturel des argiles et des kaolins, l'aluminium est détecté, en plus ou moins faibles quantités, dans tous les végétaux et tissus animaux. L'homme en absorbe de 3 à 5 mg par jour, non seulement par les nourritures ingérées ou certaines eaux ayant été clarifiées par des sels d'aluminium, mais aussi par l'air inspiré qui en contient de 1 à 100 mcg au mètre cube.

En oligothérapie

Préconisé en cas de troubles du sommeil et pour faciliter, chez les enfants, l'adaptation au milieu scolaire.

Risques de surcharge

A doses élevées, semble être un antagoniste du cuivre et du zinc dont il bloque les actions. Peut provoquer des décalcifications, des troubles digestifs ou des poussées de psoriasis. Mais ses éventuels retentissements les plus graves portent sur les centres cérébraux avec encéphalopathies.

Tous les emballages ou ustensiles de cuisine en aluminium et en contact direct avec des aliments acides peuvent être contaminants de ceux-ci. De même certains fromages ou des saumures, ayant été traités par des adjuvants à base de sels d'aluminium, risquent également d'induire des apports excessifs.

Argent

Symbole = Ag Numéro Atomique = 47 Masse Atomique = 107,87

D'infimes traces de ce métal précieux sont décelables au niveau de plusieurs organes : foie, thyroïde, amygdale ou ovaires, notamment.

A doses pondérables, des préparations à base de sels d'argent ont longtemps été utilisées pour désinfecter les plaies ou calmer les brûlures gastriques ou œsophagiennes.

Mais à doses oligo-métalliques, on ignore encore sur quels sites s'exerce l'action de ce métal.

En oligothérapie

Préconisé en association avec le cuivre et l'or comme stimulant de l'état général, particulièrement lors des convalescences de maladies infectieuses. Semble également actif contre les aphtes.

Risques de surcharge

Essentiellement par excès médicamenteux et non nutritionnels, en particulier avec des solutions colloïdales de sels d'argent, prescrites pour désinfecter les voies digestives.

Manifestations d'alarme : coloration bleu-gris (argyrisme) de la peau et des muqueuses, diarrhées, hémorragies, anémie.

Arsenic

Symbole = As Numéro Atomique = 33 Masse Atomique = 74,92

Malgré sa si funeste renommée dans les annales de la criminologie, ce métal exerce diverses actions biologiques bénéfiques. Il stimule les organes de défense immunitaire, comme le prouvent les heureux résultats obtenus avec les eaux arsenicales d'une station comme La Bourboule, chez les enfants à rhinopharyngites récidivantes. De plus, l'arsenic favorise la croissance des sujets lymphatiques et aurait des propriétés antidépressives.

En oligothérapie

Préconisé dans les états d'infections oto-rhino-laryngologiques chroniques, les adénopathies de l'enfance et certains eczémas. Très souvent utilisé en association avec Cuivre, Or et Argent.

Risques de surcharge

En cas d'intoxication aiguë, notamment par ingestion de certains insecticides ou anticryptogamiques : chute de la pression artérielle, blocage des reins, jaunisse et convulsions.

En cas d'intoxication chronique, surtout de caractère professionnel par travaux sur colorants, papiers peints ou céramiques : troubles visuels, diarrhée, chute des cheveux, éruptions cutanées, polynévrite, etc.

A doses oligothérapeutiques, aucun risque de surcharge. Mais à ne pas utiliser s'il existe un état d'insuffisance rénale.

Bismuth

Symbole = Bi Numéro Atomique = 83 Masse Atomique = 208,98

Métal lourd dont les sels insolubles ont été largement utilisés comme calmants et cicatrisants de l'estomac ou des intestins, jusqu'à une date récente où ils ont été reconnus responsables de troubles neuropsychiques graves et, par là même, interdits d'emploi. Néanmoins, le bismuth possède de réelles propriétés bactéricides, tout particulièrement au niveau des muqueuses buccales ou pharyngiennes.

En oligothérapie

Des préparations oligo-métalliques de bismuth, sur amylose et présentées en ampoules sont utilisables pures ou diluées en bains de bouche ou gargarismes, en cas d'angines, d'amygdalites ou de pharyngites.

Risques de surcharge

De tels risques n'ont été curieusement rapportés qu'avec des sels insolubles alors que le bismuth a été employé durant des décennies en injections musculaires contre la syphilis.

Manifestations de surcharge imputées au bismuth : troubles psychiques, convulsions et encéphalopathies.

Manifestations évidemment impossibles avec le bismuth en applications locales de l'oligothérapie.

Étain

Symbole = Sn Numéro Atomique = 50 Masse Atomique = 118,69

L'étain est présent dans divers organes humains : surrénales, foie, thyroïde, rate et cerveau. Son site exact d'action n'a pas encore été élucidé.

Néanmoins et pour quelques biochimistes, son rôle serait indispensable, en infimes doses, comme facteur de croissance. Les apports nutritionnels en ce métal se font par la consommation de végétaux et en particulier de graines ou de son. Ses besoins pour l'organisme sont estimés entre 3 et 4 mg par jour.

En oligothérapie

Il n'existe pas de préparations médicamenteuses à base de cet oligo-élément. Seules, certaines spécialités diététiques, de haute complexité, en contiennent.

Aussi une supplémentation en ce métal demeure-t-elle peu envisageable et d'intérêt assez aléatoire.

Risques de surcharge

Ces risques sont possibles avec des nourritures vinaigrées ayant séjourné dans des récipients en étain. En revanche, il ne semble pas que celles en provenance de conditionnement en fer-blanc puissent vraiment posséder d'effets toxiques. Comme troubles d'éventuelles surcharges : vomissements, diarrhées, crampes, goût métallique caractérisé dans la bouche.

Germanium

Symbole = Ge Numéro Atomique = 32 Masse Atomique = 72,59

Métal faisant encore l'objet d'importantes polémiques car, considéré comme essentiel d'après des travaux japonais, puis américains, mais travaux peu probants pour nombre de scientifiques. Ses promoteurs d'Extrême-Orient l'estiment être un puissant protecteur des tissus par son action antioxydante qui serait supérieure à celle du sélénium. De plus, il stimulerait les défenses immunitaires de l'organisme par production de lymphocytes T8.

Le germanium est surtout présent dans certains minerais comme le charbon, et dans diverses plantes telles qu'ail, grande consoude ou ginseng, ainsi que dans plusieurs aliments de mer, thon ou palourdes, par exemple.

En oligothérapie

Comme agent préventif du vieillissement et des états tumoraux. Par ailleurs, permettrait de détoxiquer l'organisme de ses imprégnations en métaux toxiques lourds comme ceux de plomb, de mercure ou de cadmium.

En pratique, des supplémentations en germanium ne peuvent être effectuées que par la prise de complexes diététiques réputés riches en ce métal.

Risques de surcharge

Aucune manifestation pathologique n'a été rapportée par les promoteurs d'une supplémentation oligothérapique en ce métal.

Or

Symbole = Au Numéro Atomique = 79 Masse Atomique = 196,96

Les sels d'or demeurent de prescription fréquente, mais à doses pondérables, dans le traitement des polyarthrites rhumatoïdes.

En tant qu'oligo-élément, des traces de ce métal précieux favoriseraient la phagocytose, c'est-à-dire le pouvoir des globules blancs à englober les particules étrangères et en particulier les germes microbiens.

En oligothérapie

Préconisé en association avec le cuivre et l'argent comme tonifiant de l'organisme, notamment dans les cas d'états anergiques selon la conception des diathèses.

Risques de surcharge

Surtout constatés, en rhumatologie, lors de traitements par injections de sels d'or : éruptions cutanées, troubles sanguins, albumine dans les urines, etc.

Rubidium

Symbole = Rb Numéro Atomique = 37 Masse Atomique = 85,48

Ainsi dénommé en raison des raies rouges de son spectre, ce métal alcalin est présent dans presque tous les systèmes biologiques du règne végétal ou animal.

A doses pondérables, il possède une action antagoniste du lithium, dans les applications psychiatriques de ce dernier. Il agirait sur la composante dépressive et le lithium sur la composante maniaque des états à manifestations cycliques.

Comme oligo-élément il interviendrait au niveau des membranes cellulaires, en synergie avec le couple sodium/potassium.

En oligothérapie

Non encore préconisé en supplémentation pour des troubles précis. Mais, en allopathie, a été autrefois prescrit en cardiologie et neurologie.

Risques de surcharge

D'après des travaux italiens effectués sur ce métal, le rubidium n'aurait aucune toxicité aux doses thérapeutiques. Mais sur le plan expérimental, il est inducteur d'hypertension, manifestation pouvant être considérée comme un signe de surcharge.

***

Autres oligo-éléments

Dans le corps humain, on décèle bien d'autres éléments à l'état de traces. C'est ainsi que *Bore* (B), *Brome* (Br), *Cesium* (Cs) ou *Zirconium* (Zr) sont aussi présents.

Mais, à ce jour, leurs activités respectives restent encore assez mystérieuses et les manifestations de leurs éventuelles carences non déterminées.

Chapitre VI

Éléments toxiques

Notre organisme se charge malheureusement de quelques métaux qui, loin d'y exercer des actions bénéfiques comme le zinc ou le sélénium, par exemple, s'y comportent comme de redoutables toxiques dès que leur présence outrepasse un certain seuil.

Ce sont de dangereux polluants que nous absorbons à notre insu, à la fois par les aliments que nous mangeons et par l'air que nous respirons.

Parmi ces méchants hôtes, trois se distinguent par leurs sournois méfaits : le *cadmium,* le *mercure* et le *plomb.*

Cadmium

Symbole = Cd Numéro Atomique = 48 Masse Atomique = 112,40

Risques d'absorption

En moyenne 30 à 60 mcg par jour.

• Par respiration : atmosphère surchargée en cadmium, par rejets industriels (métallurgie, fabriques de peintures, d'émaux, de matières plastiques, de cellules photo-électriques, etc.).

Fumée de cigarettes, 14 mcg pour 20 cigarettes.

• Par nourritures : poissons de mer, crustacés, huîtres, moules, etc.

• Par boissons : eau en provenance de canalisation ayant des soudures galvanisées.

• Par voie indirecte : aliments acides ayant séjourné dans une vaisselle en céramique ou de porcelaine.

Actions toxiques

• Par altération des globules rouges et par blocage des actions biocatalytiques du zinc, du cuivre et du cobalt.

• Par atteinte rénale.

• Par accumulation progressive au niveau du foie. On estime qu'à l'âge de 50 ans, tout citadin a déjà stocké au moins de 20 à 30 mg de cadmium.

Manifestations ressenties

Perte d'appétit – Diminution de l'odorat – Douleurs articulaires – Sécheresse de la peau – Élévation progressive de la pression artérielle – Déminéralisation osseuse.

Mercure

Symbole = Hg Numéro Atomique = 80 Masse Atomique = 200,61

Risques d'absorption

Très variables.

• Par respiration : atmosphère surchargée en poussières ou vapeurs mercurielles dans diverses industries : accumulateurs, miroiterie, piles, fabriques de colorants, etc.

• Par nourritures : végétaux imprégnés de fongicides organo-mercuriels, poissons en provenance de rivières ou de mers polluées en déchets mercuriels.

• Par contact et pénétration transcutanée : abus de pommades mercurielles ou de larges plaies traitées avec des antiseptiques à la mercurescéine.

Quant aux imprégnations mercurielles par amalgames dentaires, si dénoncées par certains spécialistes, elles seraient en revanche inexistantes pour d'autres.

Actions toxiques

• Par fixation sur les globules rouges et blocage de diverses fonctions enzymatiques au niveau de la respiration cellulaire.

• Par accumulation progressive dans le foie, les reins et le cerveau.

Manifestations ressenties

Modification du comportement avec irritabilité, insomnie, hallucinations, grande lassitude – Atteinte des gencives avec liseré caractéristique – Anémie – Diverses manifestations cutanées.

Plomb

Symbole = Pb Numéro Atomique = 82 Masse Atomique = 207

Risques d'absorption

En moyenne 50 à 500 mcg par jour.

• Par respiration : gaz d'échappement des véhicules à moteur (3 g de plomb par 20 litres de super). Fumée de cigarettes ou de pipe. Lors de travaux de plomberie. Avec les peintures, les explosifs, les céramiques ou les émaux.

• Par boissons : eau en provenance de tuyauterie avec raccords de cuivre sur plomb.

• Par nourritures : aliments conservés trop longtemps dans des récipients avec soudures.

• Par voie indirecte : déchets de peintures murales anciennes à base de céruse.

Actions toxiques

• Par accumulation au niveau du foie et des reins, puis finalement des os.

• Par inhibition de réactions enzymatiques, lors de la synthèse de l'hémoglobine avec déviation de l'utilisation normale du fer.

Manifestations ressenties

Fatigue profonde – Perte d'appétit – Maux de tête – Vertiges – Douleurs musculaires – Troubles intestinaux – État d'agitation anxieuse – Néphrite hypertensive.

Antidotes des métaux toxiques

Cadmium :

• Si intoxication aiguë : Edétate calcique disodique en injections.

• Si suspicion d'intoxication chronique :

Supplémentations en oligo-éléments avec zinc, fer, sélénium. En macro-élément avec calcium. En vitamines C et B6.

Mercure :

• Si intoxication aiguë : Dimercaprol ou pénicillamine en injection.

• Si suspicion d'intoxication chronique :

Supplémentation en oligo-élément avec sélénium. En macro-élément avec soufre. En vitamines E et C.

Plomb :

• Si intoxication aiguë : Edétate calcique disodique en injection.

• Si suspicion d'intoxication chronique :

Supplémentations en oligo-élément avec chrome. En macro-éléments avec calcium, phospore. En vitamines E, PP et en acide folique.

Chapitre VII

Non pas oligo, mais macro-éléments

Tout aussi indispensables que les oligo-éléments pour les fonctions vitales de l'organisme, les macro-éléments s'en distinguent avant tout par l'importance de leurs masses, ce qui justifie d'ailleurs leur dénomination.

Le corps humain en exige des apports journaliers qui, très loin d'être des traces, s'évaluent en plusieurs centaines de milligrammes, voire en grammes. De tels besoins s'imposent à une double fin car, pour l'organisme, ils constituent à la fois :

• **Des matériaux de structure,** ce qui explique les fortes quantités nécessaires chaque jour pour le constant renouvellement des différents tissus, osseux ou conjonctifs, par exemple.

En ce rôle de constructeur, ils se présentent surtout sous la forme assez statique de sels minéraux.

• **Des substances d'intervention biochimique,** pleinement comparables aux oligo-éléments par leurs interventions cellulaires ou biocatalytiques. En ce rôle de haute activité métabolique, ils interviennent en revanche sous la forme d'ions très mobiles.

Ce partage entre deux missions aussi dissemblables s'effectue de façon très inégale. Un pourcentage très élevé de chaque macro-élément se trouve destiné aux structures et un fort minime aux processus biochimiques.

Considérés sous leur seul aspect ionique, les macro-éléments méritent donc bien de prendre place en oligothérapie et d'être envisagés à ce titre.

Calcium

Symbole = Ca Numéro Atomique = 20 Masse Atomique = 40,08

Besoins quotidiens

• De 500 à 900 mg.

• D'au moins 1 000 à 1 200 mg en cas de grossesse ou d'allaitement.

Apports majeurs

• Par fromages, lait, légumineuses, fruits secs.

Répartition dans l'organisme

• De 1 à 2 % sous forme ionisée.

• Plus de 98 % en tant que structure osseuse.

Activités de l'ion calcique

- *Au niveau cellulaire, interfère avec les ions sodiques pour le maintien de la polarité.*
- *Contrôle les contractions des fibres musculaires du cœur et des artères.*
- *Participe à la transmission des influx nerveux.*
- *Intervient sur les facteurs de la coagulation sanguine.*
- *Active divers systèmes enzymatiques.*

Manifestations de carence

- Ostéoporose – Tétanie – Spasmophilie – Nervosisme – Troubles du sommeil – Saignements.

Magnésium

Symbole = Mg Numéro Atomique = 12 Masse Atomique = 24,32

Besoins quotidiens

- De 350 à 400 mg.
- D'au moins 500 à 1 000 mg en cas de grossesse.

Apports majeurs

- Par germe de blé, chocolat, fruits secs et légumes secs, riz brun, fruits de mer.

Répartion dans l'organisme

- 99 % en intracellulaire, dont 70 % combinés au calcium et au phosphore dans les sels complexes de l'os.

Activités de l'ion magnésique

• *Au niveau cellulaire, contrôle la perméabilité des membranes. Trop de calcium intracellulaire entraîne une diminution du magnésium.*

• *Favorise les décontractions neuromusculaires.*

• *Intervient dans l'utilisation des sucres et la synthèse des acides nucléiques et des protéines.*

• *Renforce les processus de défense immunitaire et allergique.*

Manifestations de carence

• Spasmophilie – Fatigabilité – Dépression – Règles douloureuses – Palpitations – Infections récidivantes.

Phosphore

Symbole = P Numéro Atomique = 15 Masse Atomique = 30,97

Besoins quotidiens

• De 800 à 1 000 mg.

Apports majeurs

• Par laitages, œufs, poissons, viandes.

Répartition dans l'organisme

• De 10 à 15 % sous forme ionisée.

• 85 % dans le squelette sous forme de phosphates calciques ou tri-magnésiens.

Activités de l'ion phosphorique

• *Au niveau cellulaire, fournisseur d'énergie par processus de phosphorylation.*

• *Intervient dans l'équilibre acido-basique de l'organisme.*

Manifestations de carence

• Ostéoporose – Troubles intestinaux – Difficultés intellectuelles.

Potassium

Symbole = K Numéro Atomique = 19 Masse Atomique = 39,100

Besoins quotidiens

• De 300 à 1 000 mg.

Apports majeurs

• Par levure de bière, légumes secs, cacao, légumes verts, bananes, poissons.

Répartition dans l'organisme

• 2 % sous forme ionisée dans le sang.

• 98 % en intracellulaire et liés à des protéines ou du glycogène.

Activités de l'ion potassique

• *Au niveau cellulaire, intervient dans les phénomènes de polarisation, en interférence avec le sodium.*

• *Participe à la biosynthèse de protides et d'hormones.*

• *Contrôle le potentiel de repos des fibres musculaires du cœur et des artères.*

Manifestations de carence

• Troubles cardiaques – Tendance hypertensive – Ballonnements intestinaux et gastriques – Hypotonie musculaire.

Sodium

Symbole = Na Numéro Atomique = 11 Masse Atomique = 22,99

Besoins quotidiens

• De 2 000 à 4 000 mg en chlorure de sodium, alors même qu'avec une table normale, les quantités absorbées atteignent 8 000 à 10 000 mg et parfois bien au-delà.

Apports majeurs

• Par sel de table et des aliments, surtout charcuteries, pain, gâteaux, poissons, fromages fermentés, coquillages.

Répartition dans l'organisme

• 50 % en ions interchangeables entre milieux extra et intracellulaires.

• 50 % dans le tissu osseux.

Activités de l'ion sodique

• *Au niveau des membranes cellulaires et en interférence avec les ions potassiques.*

• *Maintient la pression hydrique des différents tissus.*

• *Régularise l'équilibre acido-basique de l'organisme.*

Manifestations de carence

• Hypotension artérielle – Tachycardie – Lassitude extrême – Nausées – Vomissements.

Nota : Ces manifestations de carence traduisent avant tout un déséquilibre entre les teneurs en sodium et celles en eau. Aussi peuvent-elles résulter soit d'une insuffisance d'apports sodiques, soit d'un excès d'apports hydriques.

Soufre

Symbole = S Numéro Atomique = 16 Masse Atomique = 32,06

Besoins quotidiens

- De 800 à 1 000 mg.

Apports majeurs

- Par œufs, viandes, poissons, ail, légumes secs.

Répartition dans l'organisme

- Faibles pourcentages inorganiques liés au sodium et potassium.
- Forts pourcentages, constitutifs du tissu conjonctif, des phanères (ongles, cheveux) et de la peau.

Activités d'un élément soufré

- *Participe aux phénomènes d'oxydo-réduction. La cystéine, important acide aminé, est transporteur d'hydrogène par son élément soufré.*
- *Concourt par processus de sulfo-conjugaison, au niveau du foie, à la détoxication de l'organisme.*
- *Régularise les sécrétions de l'arbre bronchique et, par cette élaboration, prévient les infections ou inflammations de la sphère respiratoire.*

Manifestations de carence

- Altérations de la peau, des ongles et des cheveux.
- Infections chroniques des muqueuses rhino-pharyngées ou pulmonaires.

Chapitre VIII

Nos besoins en oligo-éléments

Les besoins indispensables en vitamines sont connus de presque tout le monde et cela depuis longtemps. Chacun s'efforce de plus ou moins les satisfaire en consommant, par exemple, des fruits ou des légumes en abondance.

Mais les besoins en oligo-éléments restent en revanche assez ignorés de beaucoup. Et tout prouve qu'ils sont loin d'être parfaitement assurés, même avec une alimentation d'apparence riche et variée.

Pourquoi manquons-nous d'oligo-éléments ?

Les insuffisances en un ou plusieurs oligo-éléments, à l'origine de très divers troubles possibles, peuvent relever de causes assez multiples.

• **Déficits d'apports :** Par suite d'une alimentation trop systématisée en certaines nourritures et avec absence totale d'autres. C'est ainsi que dans les cas de régimes végétariens stricts et encore plus si végétaliens, le manque de cobalt risque d'être important avec toutes ses conséquences. Ce métal est certes présent dans les plantes, mais sans utilité pour l'organisme qui exige de le recevoir sous sa forme de vitamine B12. Or, la transformation en cette vitamine ne se réalise que sous l'action enzymatique intestinale des ruminants. D'où la nécessité de consommer un peu de nourriture carnée.

• **Déficits d'assimilation :** Il ne suffit pas que des apports soient substantiels pour éviter des carences, encore faut-il qu'ils soient bien assimilés.

De tels déficits par insuffisance ou défaut d'absorption sont fréquents.

En ce domaine, un acide apparaît particulièrement redoutable, l'acide phytique. Ce dernier réagit en effet avec le calcium des aliments pour former des phytates calciques insolubles. Cela bloque non seulement l'assimilation intestinale de ce macro-élément, mais simultanément celle du fer, du cuivre, du zinc ou du manganèse présents. Or, plusieurs nourritures végétales, dont surtout certaines céréales, sont très chargées en un si néfaste acide.

A ce sujet, le soja, pourtant si précieux par ses protéines, serait un grand vecteur de phytates selon les sols dont il provient. Par ailleurs, une trop grande abondance de fibres végétales cellulosiques – c'est-à-dire formant ballast dans l'intestin et non assimilable – freinerait l'absorption de nombreux oligo-éléments.

• **Déficits par compétition :** A la suite d'un repas, il semble que les processus digestifs sélectionnent les assimilations en donnant la priorité aux glucides et aux protides sur les éléments-traces. Ces derniers perdent d'ailleurs de leur biodisponibilité après toute cuisson. C'est pourquoi, lors de supplémentation en oligo-éléments, on conseille des prises à jeun et à distance notable d'un repas.

Une rivalité bien connue, celle qui existe entre magnésium et calcium. Aussi indispensables l'un que l'autre, ils ne doivent pourtant pas être pris simultanément. Ils se neutralisent l'un l'autre au niveau de l'assimilation intestinale.

• **Déficits de composition :** Les technologies agricoles ne manquent évidemment pas de retentir sur la composition des aliments. Les excès d'engrais potassiques, par exemple, se répercutent dans nombre de nourritures.

Les déséquilibres d'apports qui en résultent retentissent indirectement sur la santé. D'autre part, les pollutions atmosphériques, chargées notamment en cadmium ou plomb, imprègnent de plus en plus les textures végétales. De même, celles des mers se retrouvent dans la chair des crustacés, des mollusques ou des poissons. L'exemple du mercure est bien connu.

Or, ces métaux lourds se comportent non seulement par eux-mêmes comme toxiques pour l'organisme mais, de plus, comme des inhibiteurs d'oligo-éléments.

Voir également page 22 « Des teneurs du sol à celles de nos corps ».

• **Déficits par variations des besoins :** Pour une même personne, les besoins en oligo-éléments sont loin d'être immuables. Ils varient selon les activités professionnelles ou sportives, les environnements climatiques et surtout les états physiologiques ou les âges.

Lors des périodes pubertaires, les exigences en fer et cuivre augmentent. Au troisième âge, ce sont plutôt celles en zinc et sélénium. Quant aux grossesses, elles ne sauraient être bien conduites sans apports nettement accrus en calcium, fer, zinc, mais aussi en phosphore, silicium ou chrome, par exemple.

Dosages des oligo-éléments

Les analyses biologiques permettent de vérifier si, dans l'organisme, telle ou telle substance se trouve en excès ou en insuffisance. Sucre, urée ou acide urique font ainsi l'objet de multiples dosages dans le sang ou les urines. Leurs teneurs y sont présentes à des taux facilement pondérables. Avec les oligo-éléments, il en va tout autrement. Les teneurs à déterminer relèvent presque toujours de l'extrême infinitésimal.

Aussi faut-il faire appel à des technologies sophistiquées et de haute performance, par là même très délicates et fort onéreuses. Parmi celles-ci :

• **Activation neutronique,** qui exige l'utilisation d'une pile atomique et le recours à la spectrométrie de masse, d'où une méthode réservée plus au domaine expérimental que clinique.

• **Spectrométrie d'absorption atomique,** qui fonde son principe sur le fait que les atomes métalliques d'un oligo-élément absorbent les radiations lumineuses spécifiques du métal considéré. Les teneurs recherchées s'apprécient en mesurant la quantité de photons absorbés, quantité proportionnelle aux atomes présents. Pour de telles mesures, l'échantillon à analyser doit être préalablement soumis à une vaporisation thermique par flamme ou par four graphite.

• **Spectrométrie d'émission de plasma d'ions,** également dénommée « torche à plasma », et au cours de laquelle l'échantillon à analyser, sous forme liquide, se trouve pulvérisé de façon continue dans une flamme, résultant de la combustion d'un mélange air/butane ou air/acétylène, par exemple. Au sein de la flamme, les éléments métalliques subissent une atomisation. Et à température de 5 000 K, on observe une émission de raies et de bandes. La complexité du spectre total exige l'emploi d'un monochromateur de haute résolution pour les dosages recherchés.

• **Fluorescence X,** méthode qui soumet l'échantillon à analyser à des rayons X. L'absorption de ceux-ci par un élément métallique provoque une ionisation par expulsion d'électrons des couches profondes et un déplacement orbital des électrons des couches superficielles. Il s'ensuit une émission de rayonnements B avec formation d'un spectre de raies X dites de fluorescence, chaque raie étant caractéristique d'un oligo-élément.

En théorie, ces différentes méthodes ci-dessus sont applicables à tous les prélèvements de substances corporelles : sérum sanguin, globules, urines, salive, sueur ou cheveux, par exemple. Mais en pratique, la plupart des évaluations peuvent être effectuées de façon beaucoup plus simple, mais indirecte.

• **Méthodes indirectes,** pour d'assez nombreux oligo-éléments, il suffit de doser les enzymes ou les protéines qui les intègrent pour apprécier leurs teneurs. C'est ainsi que le dosage des hormones thyroïdiennes permet d'évaluer les teneurs en iode de l'organisme, celui de la céruloplasmine, celles en cuivre, celui de la vitamine B12, celles en cobalt et celui des phosphatases alcalines, celles du zinc.

Par ailleurs, sachant les sites où prédomine tel ou tel métal, les dosages porteront électivement sur eux selon chaque oligo-élément considéré. Les plaquettes sanguines permettent ainsi d'apprécier surtout le manganèse, le sperme, le sélénium, et la salive, le zinc.

Les cheveux, reflets de nos carences?

Les oligo-éléments ont presque tous une grande affinité pour le soufre. Or, les cheveux sont essentiellement composés d'une masse protéique soufrée avec des liaisons libres captatrices des ions métalliques.

Dans les affaires d'empoisonnement, chacun sait combien les cheveux peuvent témoigner à charge.

C'est en eux que les toxicologues recherchent l'arsenic accusateur.

Chaque cheveu met environ un mois pour pousser de un centimètre. En prélevant deux à trois centimètres de quelques-uns, on doit pouvoir obtenir le reflet évolutif de la « carte des minéraux » de l'organisme durant les deux ou trois derniers mois. Se basant sur un tel processus de fixation capillaire, différents laboratoires d'analyses biologiques ont mis au point des techniques de dosages, permettant de déterminer les éventuelles carences en oligo-éléments. Le pouvoir de captation du cheveu varie en fonction des éléments. Aussi en est-il tenu compte dans l'interprétation des résultats. Ces coefficients de concentration apparaissent très importants pour le zinc, le chrome, le manganèse et le plomb. Ils sont aussi significatifs pour le cuivre, mais en revanche pas pour le fer ou le sélénium.

Ces analyses de cheveux constituent actuellement l'une des plus habituelles et faciles approches pour évaluer les teneurs en oligo-éléments d'un organisme. De plus, les prélèvements pour les réaliser n'offrent aucune difficulté et s'effectuent sans nulle douleur.

Mais certains biologistes mettent en doute la fiabilité des résultats obtenus avec de semblables analyses. Nullement par insuffisance de technique mais avant tout parce que le cheveu, par son si grand pouvoir capteur, risque d'être tout autant le reflet des pollutions qui nous environnent que celui des oligo-métaux de nos organismes.

De la variation des besoins

De la plus intime vie intracellulaire jusqu'à l'activité fonctionnelle des plus gros organes, à tout niveau, des oligo-éléments interviennent. Ils se comportent comme de véritables clefs de contact pour l'allumage des multiples réactions biochimiques dont l'organisme est sans cesse le siège. Un seul d'entre eux vient-il à faire défaut qu'aussitôt des troubles, plus ou moins importants, se manifestent. Par eux-mêmes, ces troubles ne constituent pas une maladie, mais en sont parfois annonciateurs. Ils traduisent avant tout un déséquilibre au niveau d'une ou plusieurs de ces réactions de base dont procèdent toutes nos fonctions. Autrement dit, ils donnent l'alarme. Mais les besoins en de telles substances bio-équilibrantes ne sont pas uniformes pour tous. Ils évoluent selon les âges et les sexes.

Aussi, pour se bien porter, est-il souhaitable d'en connaître les principales variations. (Voir tableau des besoins quotidiens en divers oligo-éléments majeurs, selon âges et sexes page 98.)

Besoins quotidiens en milligrammes
– Selon âges et sexes –

Ages/sexes	Fer	Zinc	Iode	Cuivre	Fluor	Chrome	Sélénium	Molybdène	Manganèse
Enfants 4 à 10 ans Garçons et filles	9	10	0,10	1,5 à 2,5	1 à 2,5	0,03 à 0,20	0,03 à 0,20	0,06 à 0,30	1,5 à 3
Adolescents 13 à 19 ans Garçons et filles	12	15	0,15	2 à 3	1,5 à 2,5	0,05 à 0,20	0,05 à 0,20	0,15 à 0,50	2,5 à 5
Adultes Hommes	11	15	0,15	2 à 3	1,5 à 4	0,05 à 0,20	0,05 à 0,20	0,15 à 0,50	2,5 à 5
Adultes Femmes	25	15	0,15	2 à 3	1,5 à 4	0,05 à 0,20	0,05 à 0,20	0,15 à 0,50	2,5 à 5

D'après T. Drueke et collaborateurs, « Cahiers de nutrition et diététique », XXI-3-19-1986.

Chapitre IX

Oligo-éléments au service de notre santé

Où les trouver ?

Les oligo-éléments ne sont nullement des drogues ou de mystérieux médicaments. Nous en absorbons régulièrement chaque jour dès l'instant où nous consommons la moindre nourriture.

Au même titre que les protides, lipides, glucides ou vitamines, ils constituent des nutriments indispensables à l'organisme et ne peuvent être fournis à ce dernier que par des apports extérieurs. Avec une table bien équilibrée et ne comportant que des aliments naturels de qualité, nul problème d'oligo-éléments ne devrait se poser. C'est malheureusement loin d'être le cas.

Les nourritures actuelles assurent de plus en plus mal nos besoins et parfois même les plus élémentaires. De multiples causes (voir pages 91 à 93) contribuent à créer d'insidieuses carences oligo-métalliques dont tant de nos contemporains sont victimes sans le plus souvent s'en douter.

Pour pallier ces insuffisances d'apports et rétablir ainsi les bio-équilibres fonctionnels perturbés, des supplémentations s'imposent.

Supplémentations nutritionnelles ou médicamenteuses ?

Toute supplémentation en oligo-éléments ne manque pas de soulever un certain dilemme. Un tel recours relève-t-il de la seule nutrition ou de la prescription thérapeutique ?

Entre ces deux options la marge demeure étroite et la décision à prendre parfois difficile. Étant un nutriment, l'oligo-élément ne saurait être considéré comme un médicament. Il n'intervient pas en agent étranger à l'organisme mais s'intègre tout au contraire pleinement en ce dernier. Aussi apparaît-il logique qu'en cas de besoins insatisfaits en tel ou tel oligo-élément, les supplémentations nécessaires proviennent des nourritures ayant de riches teneurs en l'élément considéré.

Pour réaliser ces supplémentations nutritionnelles, deux solutions possibles :

- soit modifier son régime en sélectionnant ses aliments d'après la composition de ceux-ci (voir « Apports alimentaires en oligo-éléments », page 103);

• soit recourir à des préparations diététiques, dont il existe de nombreuses spécialités faisant expressément mention de leurs apports oligo-métalliques (voir « Sélection de quelques spécialités diététiques », page 137).

Grâce à ses supplémentations et dans la mesure où elles ont été judicieusement effectuées, les corrections biocatalytiques qui s'ensuivent ne manquent pas de faire régresser ou disparaître de nombreux troubles.

Aussi peut-on en déduire par retour que ces mêmes troubles sont justiciables des oligo-éléments les ayant amendés. Des supplémentations plus ponctuelles et directes peuvent être aussi envisagées. Elles cessent d'être purement nutritionnelles pour devenir médicamenteuses. De la nutrithérapie on passe à l'oligothérapie. Mais en aucune façon la substance bénéfique ne change. C'est toujours un même oligo-élément.

Nutrithérapie : du bon choix des bio-aliments

Bien se nourrir, c'est déjà bien se soigner. On réalise ainsi, même en l'absence de tout médicament, une quasi-thérapeutique, justifiant cette désormais classique dénomination de « nutrithérapie ».

Selon chaque aliment, des apports oligo-métalliques très différents peuvent prédominer. Mais compte tenu des technologies agricoles modernes qui, tout à la fois, appauvrissent et surchargent les sols en minéraux, plus aptes à accroître les rendements qu'à respecter les équilibres de composition, on trouve de moins en moins sur nos marchés de nourritures stables en oligo-éléments. Aussi doit-on conseiller de préférence des supplémentations par l'usage de préparations diététiques. Celles-ci correspondent, en général, à des concentrés d'aliments majeurs : levure de bière, protéines de lait, jus de légumes ou lysats de poisson, plus ou moins enrichis en vitamines.

Toutefois de telles préparations, de par la complexité parfois excessive de leur composition, en viennent à être de véritables cocktails d'oligo-éléments. Elles ne permettent plus de bien cibler la supplémentation. C'est pourquoi les fabricants de produits diététiques proposent de plus en plus des préparations limitées à un ou deux oligo-éléments, se rapprochant ainsi des « médicaments de l'oligothérapie ».

Apports moyens de quelques oligo-éléments par classes d'aliments (d'après BUSS, 1983, Grande-Bretagne)

Classes d'aliments	Fer (mg)	Zinc (mg)	Cuivre (mg)	Manganèse (mg)	Fluor (µg)	Sélénium (µg)
Céréales	5,1	1,8	0,38	1,42	0,6	30
Viandes	2,8	3,5	0,37	0,08	0,05	22
Poissons	0,2	0,1	0,03	0,01	0,07	5
Laitages	0,5	2,4	0,06	0,20	0,06	2
Légumes	0,9	0,9	0,26	0,39	0,03	1
Fruits, sucreries	0,7	0,4	0,20	0,20	0,04	1
Boissons (eaux)	0,2	0,3	0,17	2,92	1,47	0

Valeur pour 100 grammes de chaque aliment.

Principaux apports alimentaires en oligo-éléments

Oligo-éléments	Aliments
Cr, Chrome	*** Levure de bière. ** Germe de blé. Viande. Foie de veau, de bœuf. * Maïs. Oignons. Cresson. Seigle. Avoine. Soja.
Co, Cobalt	*** Foie de veau. Viandes de bœuf, agneau. Thon. Aiglefin. ** Œuf. * Lait. Fromages. Lentilles. Champignons.
Cu, Cuivre	*** Viandes d'abats. Huîtres. Crustacés. ** Céréales. Fruits et légumes secs. * Cacao. Abricots.
Fe, Fer	*** Foie de veau. Viandes d'abats. Huîtres. Mollusques. ** Persil. Légumes et fruits secs. * Cacao. Jaune d'œuf.
I, Iode	*** Algues marines. Morue fraîche. Mollusque. ** Crustacés. * Soja. Oignons. Haricots verts.
Li, Lithium	** Eau de mer. * Légumes verts. Viandes.
Mg, Magnésium	*** Fruits secs. Cacao. Soja. Flocons d'avoine. ** Légumes secs. Pain complet. * Dattes.
Mn, Manganèse	*** Clou de girofle. Gingembre. ** Germe de blé. Noix. Céréales non décortiquées. * Légumes secs.
Mo, Molybdène	*** Sarrasin (blé noir). ** Légumes secs. Germe de blé. * Graines de tournesol.
Ni, Nickel	*** Épinards. Soja. Avoine. Haricots blancs. ** Lentilles. Riz. Fèves. * Persil.
Se, Sélénium	*** Graines de sésame. Maïs. Blé entier. Seigle. ** Oignons. Légumineux. * Œufs. Ail. Levure de bière.
V, Vanadium	*** Huile d'olive vierge. ** Olives noires. Lentilles. * Épinards. Avoine. Choux. Raisins. Orange.
Zn, Zinc	*** Huîtres. Hareng. ** Levure de bière. Champignons. Avoine. Germe de blé. * Foie de veau. Bœuf. Noix.

*** Fortes teneurs.
** Teneurs moyennes.
* Faibles teneurs.

Oligothérapie

Définition

Que les préparations à base d'oligo-élements soient nutritionnelles ou médicamenteuses, elles permettent toutes des supplémentations efficaces, sous condition d'avoir été judicieusement choisies. Mais seules les préparations médicamenteuses, c'est-à-dire ayant obtenu une A.M.M. *, et par là même uniquement délivrables en pharmacie avec pour certaines d'entre elles une prise en charge par les organismes sociaux, permettent de réaliser une véritable oligothérapie.

Entre « nutritionnelles » et « médicamenteuses », la distinction ne procède donc pas tant d'une différence de caractère biochimique que d'une classification d'ordre réglementaire.

Une préparation ne peut être qualifiée de « médicamenteuse » que dans la mesure où des propriétés thérapeutiques lui sont reconnues. Par là même elle possède des « indications d'emploi », ce qui n'est évidemment pas le cas pour les préparations nutritionnelles.

Préparations unitaires ou complexes

Dans le domaine des « préparations médicamenteuses », l'un des soucis majeurs des laboratoires pharmaceutiques est celui d'obtenir une assimilation optimale des oligo-éléments proposés. Aussi les fabricants s'efforcent-ils de mettre au point des réalisations galéniques les mieux susceptibles d'être absorbées. C'est pourquoi on trouve d'assez diverses élaborations oligo-métalliques :

* A.M.M. : Autorisation de Mise sur le Marché.

– *en soluté de sel d'acide organique;*
– *en solution colloïdale;*
– *en solution sur milieu glycériné;*
– *en poudre;*
– *sur support d'amylose;*
– *sur concentré d'extraits de plante;*
– *sur levure de bière (surtout pour le sélénium).*

De même les formes de présentation varient :

– *ampoules injectables ou par voie sublinguale;*
– *comprimés sublinguaux;*
– *granules;*
– *flacon-gouttes;*
– *flacon pressurisé-doseur;*
– *gélules;*
– *capsules* (surtout pour sélénium ou chrome).

Si la préparation ne contient qu'un seul type d'oligo-élément « cuivre » ou « manganèse », par exemple, elle est dite unitaire, cas les plus fréquents. Mais deux ou trois oligo-éléments peuvent être associés dans une même ampoule ou un même comprimé. C'est ainsi que l'on a du « manganèse/cuivre » ou du « cuivre/or/argent », ce qui réalise une préparation complexe. De telles associations résultent de l'expérience clinique et assurent des actions synergiques de plus haute efficacité.

Par ailleurs, certaines préparations peuvent parfois être complétées par l'adjonction de vitamines, notamment de vitamine E.

Comment prendre les oligo-éléments ?

• *Par voie sous-linguale, dite sublinguale*

Applicable aux différentes formes de présentation à l'exception de celle en capsule.

Ce mode d'administration permet une assimilation directe et rapide de l'oligo-élément. En effet la région sous-linguale présente un très riche réseau de fins capillaires superficiels. Un contact le plus prolongé possible à ce niveau assure une pénétration transmuqueuse dans la circulation sanguine.

D'après des expérimentations avec des substances radioactivement marquées, il a pu être prouvé que par une telle voie la diffusion dans l'organisme était semblable à celle obtenue avec une injection cutanée.

Pour chaque prise, mettre le liquide d'une ampoule, ou le comprimé, ou le granule sous la langue et attendre une à deux minutes avant toute déglutition de la salive.

S'il s'agit d'un flacon pressurisé, la dose est à projeter, également sous la langue.

• **A jeun ou loin des repas :**

Prises à effectuer le matin à jeun et éventuellement 1/4 d'heure avant les repas ou le soir au coucher, notamment si, pour un même traitement, il y a plusieurs types d'oligo-éléments à prendre.

Ne pas avoir fait usage de dentifrice juste avant les prises et encore moins avoir fumé.

• **Autres modes d'administration :**

Capsules à déglutir avec un peu d'eau, également à jeun ou loin des repas.

En injection, ne sont utilisables que les seules ampoules portant expressément mention de cette voie d'administration. Dans la majorité des cas, ce sont des ampoules également d'emploi sublingual.

En applications locales, en bains de bouche ou en instillations nasales, uniquement effectuables avec les mêmes ampoules que celles injectables.

• **Chez les très jeunes enfants :**

Le liquide d'une ampoule, ou le comprimé, ou le granule à incorporer, pour chaque prise, dans une cuillerée à café d'eau sucrée ou de yaourt.

Mais faire usage d'une cuillère en plastique ou en carton, et surtout pas en métal.

• **Par cures habituellement prolongées :**

En oligothérapie, les doses administrées quotidiennement sont très minimes.

Pour être pleinement efficaces, les supplémentations en oligo-éléments doivent être effectuées de façon régulière et sur des périodes les plus prolongées possible.

• **De 15 à 20 jours,** c'est la durée minimale pour une cure. Des prises sur des temps plus prolongés sont indispensables, notamment en cas de rhumatisme chronique ou de manifestations inhérentes au vieillissement.

Au cours de l'année, plusieurs cures renouvelables de 15 à 20 jours sont souhaitables pour de nombreux états subchroniques, comme exemple des troubles variqueux, des états hypertensifs ou allergiques.

• **Par cures parfois brèves :**

Notamment en cas d'épidémie de grippe, oligothérapie, à titre préventif avec manganèse/cuivre, le matin à jeun, et magnésium au coucher.

Et si survenue de maux de tête ou de fièvre, une prise de cuivre toutes les 4 heures, avec magnésium matin et soir. Éventuellement instillations nasales de cuivre.

• **De une à plusieurs prises par jour :**

Pour les états chroniques, tels que ceux de rhumatisme, d'hypertension ou d'allergie, de même qu'en cas de fatigue ou de convalescence : 1 prise matin et soir, soit de la même préparation unitaire ou complexe, soit de l'une le matin et de l'autre le soir, s'il s'agit de deux préparations distinctes. En cas de trois préparations différentes, prendre la 3e avant le repas de midi.

Pour les états aigus, notamment en cas de grippe, de fièvre ou de douleurs trops vives : 1 prise, de 3 à 6 fois par jour, soit de la même préparation unitaire ou complexe, soit par alternance de différents oligo-éléments indiqués.

• **Un ou plusieurs oligo-éléments :**

Se reportant à l'Index des différentes manifestations, éventuellement justiciables de l'oligothérapie, plusieurs oligo-éléments ou macro-éléments sont souvent mentionnés pour un même trouble. (Voir Index pages 122 à 130.)

Ne pas les prendre simultanément mais les répartir en prises séparées, comme indiqué au paragraphe précédent.

En ce qui concerne les macro-éléments conseillés, il s'agit des présentations oligo-métalliques de ceux-ci et non de leurs formes à doses dites pondérables, telles que prescrites en allopathie.

• **Mêmes doses pour adultes et enfants :**

Compte tenu de l'innocuité d'emploi des oligo-éléments, la posologie est identique, quel que soit l'âge.

• **Compatible avec d'autres traitements :**

Tout traitement, allopathique, homéopathique

ou phytothérapique, institué par ailleurs, ne contre-indique pas la prise d'oligo-éléments.

Dans la majorité des cas, l'oligothérapie constitue un heureux complément à de tels traitements.

• **Parfois, des oligo-éléments ennemis :**

A leurs doses d'administration, les oligo-éléments sont d'une totale innocuité.

Mais certains d'entre eux, tels que zinc et cuivre, iode et lithium ou chrome et zinc, risquent de se neutraliser s'ils sont simultanément pris. Aussi leurs prises respectives doivent-elles être toujours très espacées.

Chapitre X

Troubles ou affections justiciables d'oligo-éléments ou de macro-éléments

De l'importance d'un avis médical

La survenue, la persistance ou la récidive d'un trouble ressenti ou constaté ne manque pas d'inquiéter. A très juste raison.

Dans la majorité des cas, il correspond à une manifestation fonctionnelle, secondaire à un déséquilibre plus ou moins important dans les processus biochimiques qui gouvernent notre harmonie de santé. Il est probablement tout à fait justiciable d'un oligo-élément particulier, apte à le corriger.

Mais parfois, ce même trouble peut être le signe révélateur d'une atteinte organique, déjà au-delà de la simple perturbation fonctionnelle. Un banal essoufflement risque ainsi de traduire l'existence d'une insuffisance cardiaque, un simple mal de tête, le début d'une méningite ou d'une tumeur, ou une légère faiblesse de marche, un état évolutif de polynévrite.

Aussi ne saurait-on décider seul de la réelle affection susceptible de se cacher derrière un trouble, aussi minime soit-il.

Un avis médical s'impose afin qu'un diagnostic exact soit porté et qu'un traitement soit ou non prescrit.

Mais en vérité, et quel que soit le traitement institué, ayant pour but de s'attaquer aux causes profondes du mal, les déséquilibres biochimiques qui en résultent ne persistent pas moins.

Et pour les amender, des supplémentations en oligo-éléments ne peuvent qu'être souhaitables. Supplémentations d'ordre nutrithérapique par un judicieux choix de nourritures riches en tel ou tel oligo-élément ou de caractère médicamenteux par un recours à des préparations pharmaceutiques. Tous les oligo-éléments ne sont toujours que de simples nutriments, correcteurs de sournois déficits et ne s'opposent nullement à l'action des traitements mis par ailleurs en œuvre.

Problèmes des douleurs

Dans les cas de manifestations douloureuses, les oligo-éléments ne sauraient, à eux seuls, apporter pleinement les soulagements souhaités.

Néanmoins, ils permettent d'accroître l'efficacité des antalgiques habituels – paracétamol ou aspirine, par exemple – et d'en réduire souvent les prises.

Mais où leur action demeure le plus bénéfique, c'est dans la prévention des douleurs récidivantes et dont on a la prémonition, comme celles des migraines ou des menstruations difficiles.

• **Règles douloureuses**

Les 3 jours qui précèdent leur survenue :
Matin : Cuivre.
Midi : Manganèse/Cobalt.
Au coucher : Magnésium.
Lors de leur survenue :
Matin : Cuivre.
Toutes les 4 heures : Manganèse/Cobalt.
Au coucher : Magnésium.

• **Migraines**

Entre les crises et pour les prévenir :
Matin, un jour sur deux : Manganèse.
Jours intermédiaires : Soufre.
Lors des crises :
Matin : Manganèse.
Toutes les 4 heures : Manganèse/Cobalt.

• **Névralgies dentaires**

Manganèse toutes les 4 heures.

• **Douleurs du zona**

Matin : Cuivre/Or/Argent.
Soir : Manganèse/Cobalt.

• **Douleurs gastriques**

Matin et soir : Zinc/Nickel/Cobalt.

Problèmes des fatigues et des allergies

Le docteur Ménétrier, promoteur de l'oligothérapie (voir page 17) a établi les bases d'un concept tout à fait nouveau en pathologie, celui des diathèses.

Sous ce terme de diathèse, il ne s'agit pas de maladies au sens propre du mot, mais des aptitudes à être victime de certaines maladies. Avant tout état pathologique manifeste, il existe un déséquilibre préalable plus ou moins latent et prolongé qui retentit sur les fonctions, bien avant de provoquer des lésions. Chacun peut être ainsi le siège de risques maladifs se traduisant par certains troubles bien caractérisés.

Cette notion de diathèse rejoint, par-delà les siècles, celle de la théorie humorale d'Hippocrate. Pour le docteur Ménétrier, il existe quatre grandes diathèses avec, pour chacune d'entre elles, des signes révélateurs et surtout des oligo-éléments spécifiques pour les traiter.

• **Les fatigués du matin, de la diathèse allergique.**

Au réveil, le sujet se sent déjà comme épuisé alors qu'il n'a encore rien fait. Tout lui semble pénible et c'est en se forçant qu'il commence sa journée. Puis, au fur et à mesure que les heures passent et que l'activité s'impose à lui, ce même grand fatigué du matin s'anime d'un dynamisme allant croissant jusqu'au soir.

Cette diathèse correspond à une jeunesse organique et à un tempérament très réactionnel. Les menaces pathologiques relèvent le plus souvent de manifestations aiguës : douleurs soudaines, crises menstruelles, poussées d'eczéma ou d'urticaire, palpitations cardiaques, flambées de fièvre.

L'oligo-élément catalyseur de cette diathèse : le *Manganèse.*

**• Les fatigués du soir,
de la diathèse hyposthénique.**

Au matin, la grande forme semble présente. Rien ne paraît devoir résister à l'énergie qui s'éveille d'un long sommeil réparateur.

Mais le travail, pourtant repris avec entrain, se fait bien vite pesant. Une lassitude gagne insidieusement et le corps et l'esprit. Tout devient harassant et le moindre effort comme une charge à soulever. Un seul refuge espéré, celui au plus tôt d'un lit où s'allonger.

Chez de tels grands fatigués du soir, c'est la diathèse du manque de résistance, tant physique qu'intellectuelle.

Les menaces pathologiques portent surtout sur les sphères respiratoires et oto-rhinologiques, avec possible asthme chronique, cystites récidivantes ou manifestations intestinales. La déprime menace souvent et le pessimisme domine.

L'oligo-élément catalytique de cette diathèse, un complexe : le *Manganèse/Cuivre.*

**• Les fatigués permanents,
de la diathèse dystonique.**

Très rarement avant un certain âge, plus ou moins avancé, mais presque toujours chez ceux dont la jeunesse relevait d'une diathèse allergique. Pour ces sujets, une lassitude permanente du réveil au coucher. Lassitude certes plus ou moins intense, mais avec parfois des phases d'abattement, voire de prostration. Les défaillances de mémoire surajoutent au découragement.

C'est une diathèse d'évolution, où aux déséquilibres fonctionnels succèdent les premières atteintes lésionnelles.

Les menaces pathologiques risquent de cesser de l'être pour devenir de cruelles réalités – avec arthroses douloureuses, importants troubles circulatoires, diabète, insuffisance rénale... autrement dit vieillissement précoce.

L'oligo-élément catalytique de cette diathèse, un complexe : le *Manganèse/Cobalt.*

• Les fatigués sans le savoir, de la diathèse anergique...

Encore faut-il avoir un peu de réaction pour percevoir sa propre fatigue. Mais chez ces fatigués, le manque de toute vitalité ne permet guère de prendre une réelle conscience de son épuisement. L'activité devient de plus en plus végétative.

C'est une diathèse où il y a perte progressive des moyens d'autodéfense. Le vieillissement en est le plus souvent la cause mais une semblable diathèse peut se rencontrer à tout âge.

Les *menaces pathologiques* deviennent multiples : infections récidivantes des sphères respiratoires, urinaires ou génitales, évolutions tumorales et, sur le plan psychique, détérioration des facultés idéatives, intellectuelles ou affectives.

L'oligo-élément catalyseur de cette diathèse, un triple complexe : le *Cuivre/Or/Argent.*

• ... et les fatigués intermittents, du syndrome de désadaptation.

Dans le concept du docteur Ménétrier, ces fatigués ne relèvent pas d'une réelle diathèse mais d'une difficulté d'adaptation.

Ce sont de brusques et violents « coups de fatigue », toujours de brève durée mais obligeant à cesser parfois toute activité durant une ou deux heures. Puis, tout reprend, comme si rien n'était survenu. Ces éphémères épuisements traduisent souvent des perturbations hormonales, au niveau des glandes génitales ou surtout du pancréas avec des phases d'hypoglycémie.

Les *menaces pathologiques* de ce syndrome demeurent assez variées : eczéma, psoriasis, frigidité, impuissance passagère, aérophagie, alternance de déprime et d'excitation des états dits cyclothymiques.

L'oligo-élément catalytique de ce syndrome, triple complexe : le *Zinc/Nickel/Cobalt.*

Les rhumatismes

La plupart des états rhumatismaux sont justiciables de l'oligothérapie car, en ce domaine pathologique, les altérations portent essentiellement sur des structures en continuel remaniement, à savoir celles :

- des os;
- des cartilages;
- des ligaments.

Or, le renouvellement de ces trois types de tissus exige des biosynthèses dépendantes de la présence d'oligo-éléments avec des apports minéraux assurés par des macro-éléments.

• **Les os.**

Détruits et reconstruits sans cesse avec *calcium, phosphore* et *magnésium,* sous la forme de phosphates tricalciques et magnésiques, avec intervention de métallo-enzymes à base de *zinc.* De plus, incorporation de *fluor* et participation de *silicium* comme agent de liaison.

• **Les cartilages.**

Constitués d'une substance fondamentale riche en éléments de *soufre,* avec biosynthèse par métallo-enzymes à base de *manganèse.*

• **Les ligaments.**

Dont la résistance et l'élasticité procèdent à la fois d'éléments comme le *fluor* et le *manganèse.*

Quant aux processus inflammatoires, si fréquents aux articulations, ils relèvent, comme à de tout autres niveaux, d'apports en *cuivre.* Ce dernier se comporte comme un activateur des éventuels médicaments anti-inflammatoires, prescrits par ailleurs.

Les oligo-éléments contribuent au traitement de fond des différents types de rhumatisme dont ils apaisent les douleurs et infléchissent favorablement les évolutions.

• *Rhumatismes inflammatoires* ou *arthrites.*

Cuivre – Zinc – Soufre.

• *Rhumatismes dégénératifs chroniques* ou *arthroses.*

Manganèse/Cobalt – Fluor – Magnésium.

• *Terrain arthritique.*

Manganèse.

• *Ostéoporose* ou *décalcification.*

Manganèse – Fluor – Silicium – Phosphore.

Les infections

Toute infection ne peut se développer que dans la mesure où il y a eu une défaillance préalable des défenses naturelles de l'organisme. Ces dernières impliquent non seulement une mobilisation générale de globules blancs, véritables combattants de première ligne contre les agresseurs microbiens, mais aussi l'existence d'une puissante arrière-garde immunitaire native ou acquise.

Pour dominer le mal, le recours aux antibiotiques ou aux antibactériens est certes nécessaire. Mais simultanément, il importe d'assister au mieux les agents défensifs naturels qui, malgré leur échec apparent, ne cessent nullement de participer au combat.

Divers oligo-éléments permettent d'assurer cette assistance anti-infectieuse.

• **Le manganèse** favorise l'action dite phagocytaire * des globules blancs, pour absorber et détruire les germes.

• **Le fer et le sélénium** accroissent la production des lymphocytes et par là même les facteurs d'immunité.

• **Le cuivre,** par son action sur les enzymes qui contrôlent l'oxygénation cellulaire, s'oppose à la prolifération de radicaux libres, inhérente aux élévations fébriles et augmente la formation d'anticorps.

• **Le zinc** stimule l'activité des organes lymphoïdes (rate, thymus, ganglions) au sein desquels s'élaborent les anticorps.

• **Le magnésium,** outre ses activités sur les transmissions neuromusculaires, possède des propriétés antivirales non contestables.

• **Le germanium,** et d'après seulement certains

* Phagocytaire : Action propre aux phagocytes, cellules ayant la propriété d'englober et de détruire des particules étrangères à l'organisme et en particulier les microbes.

auteurs, activerait la production de cellules T8 et d'interféron, puissants agents d'action anti-infectieuse.

La peau et les oligo-éléments

La peau, loin d'être une inerte enveloppe de recouvrement, correspond à un tissu doué d'importantes propriétés. Pour l'organisme, elle constitue à la fois une voie d'élimination et de respiration. De plus, elle régularise les échanges thermiques corporels.

Par là même, la peau demeure le siège de nombreux processus biochimiques où différents oligo-éléments ne manquent pas d'intervenir.

D'autre part, sa desquamation quotidienne exige un constant apport de substances de renouvellement. Parmi les principaux oligo-éléments ayant un tropisme cutané important, il faut citer :

- **Le sélénium :** Protecteur anti-oxydant des acides gras essentiels du film hydrolipidique, entretenant la souplesse et l'hydratation de la peau qui, par déficit de cet oligo-élément, se flétrit et se marque de rides.
- **Le zinc :** Stimulateur de la formation des assises sous-cutanées, puis épidermiques et régulateur des glandes sébacées de la peau.
- **Le cuivre :** Intervenant, lui aussi, dans les biosynthèses du renouvellement tissulaire et, de plus, sur les cellules pigmentaires (mélanocytes) qui protègent contre l'agression des rayons ultra-violets.
- **Le silicium :** Assurant la solidité et la résis-

tance des éléments du système pileux et du cuir chevelu.

• **Le soufre :** Constitutif majeur des thioprotéines, dont celles de la kératine, au niveau des phanères (cheveux, ongles).

• **Le manganèse :** Oligo-élément particulièrement précieux, lors de toute manifestation cutanée s'accompagnant de démangeaisons.

Remarque : Certains oligo-éléments, présentés en ampoules, peuvent s'utiliser en applications locales, par l'intermédiaire de compresses stériles imbibées du produit. Par exemple :

– Cuivre, sur infections cutanées ou ulcères variqueux;

– Manganèse ou Soufre, sur eczémas secs;

– Cobalt, sur varices douloureuses.

Oligo-éléments et sports

Sous réserve que le sport choisi soit adapté aux capacités inhérentes à chaque âge et sans contre-indication médicale, sa pratique ne peut qu'être salutaire pour la santé.

Mais tout effort physique implique un brusque accroissement de multiples fonctions. Les contractions musculaires s'accompagnent de fortes dépenses énergétiques, par combustion des sucres, puis des graisses. Le cœur doit adopter un nouveau rythme et tous les tissus exigent des apports supplémentaires en oxygène. De plus, la transpiration n'entraîne pas seulement des pertes en eau, mais aussi en beaucoup de substances minérales.

Si, pour bien satisfaire tous ces besoins, certaines nourritures à haut pouvoir calorique s'imposent, il est rare qu'elles parvie compenser pleinement les pertes subies particulièrement en oligo-éléments.

Pour mieux soutenir les efforts à accomplir et surtout mieux prévenir les éventuels épuisements secondaires, nombre d'oligo-éléments se recommandent :

• **Fer, magnésium** * et **calcium** * pour favoriser les contractions et décontractions musculaires et ainsi éviter les manifestations de crampes.

• **Zinc, magnésium** et **iode** pour augmenter l'endurance.

• **Chrome, fer, manganèse** pour activer l'utilisation des sucres de réserve.

• **Magnésium, cuivre, manganèse** pour accroître les réflexes.

• **Zinc *, cuivre *, sélénium** pour éliminer les toxines.

• **Fluor, calcium, manganèse** pour prévenir les tendinites ou les ruptures ligamentaires.

* **Nota :** Ne jamais prendre simultanément « magnésium » et « calcium », ou « zinc » et « cuivre ».

Chapitre XI

Index général des supplémentations en oligo ou macro-éléments selon les troubles manifestés

Les oligo-éléments ou macro-éléments, mentionnés dans l'index ci-après et en regard des différents troubles considérés, ne constituent pas forcément l'unique traitement de ceux-ci. Ils n'en sont que les supplémentations oligo-métalliques. Ces dernières sont parfois suffisantes, à elles seules, pour dominer ces troubles, mais le plus souvent, il faut les prendre en simultanéité avec les traitements spécifiques prescrits dont elles accroissent l'efficacité.

Par ailleurs, tous ces oligo ou macro-éléments méritent d'être également conseillés à titre préventif des divers troubles envisagés lorsque l'on en ressent la menace. Ils évitent leur survenue ou en diminuent l'intensité.

Pour la pratique d'emploi des oligo-éléments indiqués, se reporter aux instructions « Comment prendre les oligo-éléments » voir pages 106 à 109 du chapitre IX « Oligo-éléments au service de notre santé ».

Index des supplémentations en oligo ou macro-éléments selon les troubles manifestés

Symptômes pathologiques	Oligo-éléments	Macro-éléments éventuellement
Acné	Zinc – Cuivre – Manganèse	Magnésium – Potassium – Soufre
Acrocyanose	Manganèse – Manganèse/Cobalt	
Aérocolie	Nickel/Cobalt	
Aérophagie	Cobalt – Zinc/Nickel Manganèse/Cobalt	
Albuminurie	Sélénium – Manganèse/Cuivre	
Alcoolisme chronique	Sélénium – Zinc – Fer	Magnésium – Potassium
Allergies	Manganèse – Manganèse/Cuivre	Magnésium – Soufre – Calcium
Alopécie (perte des cheveux)	Fluor – Soufre – Zinc/Cuivre	
Aménorrhée	Manganèse/Cobalt – Cuivre/Or/Argent – Zinc	
Amygdalite	Bismuth – Manganèse/Cuivre	Magnésium

Anémie	Fer – Cuivre – Cobalt	
Angine	Cuivre – Bismuth Manganèse/Cuivre	Magnésium
Angoisse	Lithium – Manganèse/Cobalt	Calcium
Anorexie	Fer – Zinc – Zinc/Nickel/Cobalt	Sodium
Anxiété	Lithium – Manganèse/Cobalt	Magnésium
Aphtes	Argent – Cuivre/Or/Argent	Magnésium
Artériosclérose	Zinc – Silicium – Cobalt	Soufre
Arthritisme	Manganèse	Phosphore
Arthrose	Cuivre – Manganèse/Cuivre Manganèse/Cobalt	Soufre – Phosphore – Magnésium
Asthénie	Manganèse – Cuivre/Or/Argent	Magnésium
Asthme	Manganèse – Manganèse/Cuivre	Soufre
Audition (baisse de l')	Fluor	
Azotémie excès urée	Manganèse/Cobalt	Soufre
Ballonnements	Manganèse/Cobalt – Zinc/Nickel/Cobalt	Soufre
Bleus cutanés	Zinc	Calcium
Blessures/Brûlures	Silicium – Zinc	Potassium
Bouffées de chaleur	Manganèse/Cobalt – Lithium	Magnésium

Bourdonnements d'oreille	Lithium – Manganèse	
Bronchite	Cuivre – Manganèse – Arsenic	Soufre
Calculs urinaires si urates si oxalates si phosphates	 Lithium Cuivre/Nickel/Cobalt Sélénium	 Magnésium
Calculs vésiculaires	Zinc/Nickel/Cobalt	Soufre
Calvitie	Zinc	
Caries	Fluor – Molybdène	Calcium
Cellulite	Iode – Silicium – Nickel	Potassium
Céphalée	Manganèse – Manganèse/Cobalt	Soufre – Magnésium
Cheveux cassants	Silicium	
Cholécystite	Cuivre – Manganèse/Cuivre	Soufre
Cholestérol (excès)	Vanadium – Chrome – Zinc – Iode	Magnésium
Cicatrisation (retard)	Zinc – Sélénium	Magnésium
Cirrhose	Zinc	Soufre
Colite	Fer – Zinc/Nickel/Cobalt	Potassium
Conjonctivite	Manganèse/Cuivre	
Constipation	Nickel – Cobalt	Magnésium – Soufre
Convalescence	Manganèse – Cobalt – Fer Cuivre/Or/Argent	Phosphore – Magnésium
Coryza	Manganèse – Cuivre	

Crampes	Cuivre – Manganèse – Cobalt	Magnésium – Sodium
Croissance difficile	Cuivre – Silicium – Iode	Calcium – Potassium
Décalcification	Fluor – Manganèse – Silicium	Calcium – Phosphore
Démangeaisons	Manganèse – Manganèse/Cobalt	Magnésium
Dents (intolérance appareils dentaires)	Manganèse/Cuivre	Magnésium
Dépression	Lithium – Zinc	Magnésium
Dermatoses	Manganèse – Zinc	Soufre
Diabète	Nickel – Chrome – Sélénium	Potassium
Diarrhée	Cobalt	Potassium – Sodium
Dysménorrhée	Cuivre – Manganèse/Cobalt	Magnésium
Ectopie testiculaire	Manganèse/Cuivre – Zinc	
Eczéma	Zinc – Cuivre – Manganèse	Calcium – Soufre
Émotivité	Manganèse – Cobalt	Magnésium
Emphysème	Manganèse – Arsenic	Soufre
Entorse	Fluor – Silicium	
Énurésie	Zinc – Fluor	
Fatigue matinale Fatigue fin de journée Fatigue persistante	Manganèse – Manganèse/Cuivre Cuivre/Or/Argent	

Fécondité	Sélénium – Zinc	
Fièvre	Cuivre	
Foie (troubles)	Manganèse	Soufre
Fractures (suites de)	Fluor – Silicium	Calcium
Frigidité	Zinc	Magnésium
Furonculose	Cuivre/Manganèse Zinc/Nickel/Cobalt	Soufre
Ganglions	Manganèse – Arsenic – Zinc	Magnésium
Gastrite	Zinc/Nickel/Cobalt – Manganèse	
Gaz intestinaux	Nickel/Cobalt	Soufre
Goitre	Iode	
Goût (perte du)	Zinc	
Goutte	Manganèse/Cobalt – Sélénium	Soufre
Grippe	Cuivre – Cuivre/Or/Argent	Magnésium
Grossesse	Fer – Zinc	Calcium
Hémorragie	Fer	Calcium
Hémorroïdes	Manganèse – Cobalt – Fer	
Hépatite virale	Cuivre – Sélénium	
Herpès	Manganèse	Soufre
Hoquet	Zinc – Nickel/Cobalt	Magnésium
Hypertension	Manganèse – Iode – Sélénium – Zinc	Magnésium – Potassium

Hypoglycémie	Chrome – Manganèse	
Hypotension	Cuivre/Or/Argent	
Impétigo	Cuivre – Cuivre/Or/Argent	Soufre
Impuissance	Zinc – Molybdène	Magnésium
Infarctus (suites d')	Sélénium	
Infections	Cuivre – Fer – Zinc – Manganèse Manganèse/Cuivre	Magnésium
Insomnies	Lithium – Manganèse	Calcium
Laryngite	Cuivre	Magnésium – Soufre
Lichen plan	Manganèse/Cobalt	Soufre
Lithiase vésiculaire	Zinc/Nickel/Cobalt	Soufre
Maigreur	Cuivre/Or/Argent – Zinc	Calcium
Mal de tête (voir céphalée)		
Mémoire (troubles)	Manganèse/Cuivre – Sélénium – Zinc	
Ménopause	Sélénium – Zinc – Manganèse/Cobalt	Magnésium
Migraine	Manganèse – Cobalt – Zinc – Molybdène	Soufre
Nausées	Molybdène	
Nervosité	Cobalt – Manganèse – Fluor	Magnésium
Névralgies	Manganèse	Soufre
Obésité	Nickel – Iode – Chrome – Silicium Zinc/Nickel/Cobalt	Magnésium

Odorat (perte d')	Zinc	
Ongles cassants	Manganèse/Cuivre – Silicium	Soufre
Os fragile	Silicium – Zinc	Calcium
Otospongiose (baisse audition)	Fluor	
Palpitations	Cobalt – Nickel/Cobalt	Magnésium
Pellicules	Sélénium	Soufre
Pertes blanches	Cuivre – Argent – Manganèse	
Pharyngite	Cuivre	Soufre
Phlébite (suites de)	Cobalt	
Piqûres d'insectes	Manganèse	Calcium
Prostatisme	Zinc – Sélénium Cuivre/Or/Argent	Magnésium
Psoriasis	Zinc – Sélénium	Magnésium – Soufre
Prurit	Manganèse – Manganèse/Cobalt/ Lithium	Magnésium
Pyorrhée	Manganèse/Cuivre – Fluor	Soufre
Rachitisme	Fluor – Silicium	Calcium
Règles trop abondantes insuffisantes irrégulières	 Fer – Manganèse Manganèse/Cobalt Cuivre/Or/Argent	 Magnésium
Rhinite	Cuivre	Magnésium
Rides précoces	Sélénium	
Rhumatisme inflammatoire	Cuivre – Zinc	Calcium – Soufre

Rhume des foins	Manganèse – Manganèse/Cuivre	Magnésium
Saignement de nez	Fer	Calcium
Spasmophilie	Cobalt – Zinc	Magnésium – Phosphore
Stérilité	Zinc – Molybdène	
Teint pâle (pâleur)	Fer – Cobalt	
Tétanie	Cuivre	Calcium – Magnésium
Thyroïde (troubles)	Manganèse/Cuivre – Iode	Magnésium
Toux	Manganèse – Zinc	Soufre
Tremblements	Manganèse	Magnésium
Ulcération cutanée	Fer – Zinc	
Urée sanguine (excès d')	Manganèse/Cobalt – Sélénium	
Urticaire	Manganèse – Cobalt	Magnésium
Varices	Cuivre – Manganèse/Cobalt	Calcium
Verrues	Cuivre/Or/Argent	Magnésium
Vertiges	Manganèse – Cobalt	
Vésicule biliaire (insuffisance)	Manganèse – Nickel	Magnésium – Soufre
Vieillissement	Manganèse – Sélénium – Zinc	Magnésium
Vomissements	Molybdène	
Zona	Cuivre/Or/Argent	

Conclusion

La santé ne dépend toujours que d'un précaire équilibre entre actions et réactions au sein de notre organisme dont les tissus musculaires, osseux, sanguins ou viscéraux ne cessent pas de se renouveler.

Chaque processus de cette permanence d'échanges vitaux implique l'intervention de multiples systèmes enzymatiques dont les oligo-éléments tiennent la clef. Que l'un ou l'autre de ces derniers vienne à faire défaut, les perturbations qui s'ensuivent ne manquent pas de se manifester par plus ou moins de troubles, traduisant une défaillance fonctionnelle... et du fonctionnel au lésionnel, le chemin est souvent bien court.

Aussi faut-il veiller à maintenir l'harmonie de nos apports nutritionnels : protides, lipides et glucides de même que vitamines constituent les matériaux de base, mais encore faut-il qu'ils soient bien utilisés.

A cette fin, les oligo-éléments participent d'une façon déterminante à notre économie de santé. En effet, ce sont d'eux que procèdent, pour une très large part, nos défenses anti-infectieuses, notre lutte contre le vieillissement et toute notre vitalité tant physique qu'intellectuelle.

Que ce soit pour se maintenir en forme, amender un trouble ressenti ou accroître l'efficacité d'un traitement, un même recours s'impose, celui du choix d'une judicieuse supplémentation en oligo-éléments.

Bibliographie

Vander Arthur J., Sherman James H., Luciano Dorothy S., 1989, *Physiologie humaine,* Québec, Éd. McGraw-Hill.

Bergeret C., Tetau M., 1984, *Précis de lithothérapie déchélatrice,* Éd. Maloine, Paris.

Binet Cl., 1981, *Oligo-éléments et oligothérapie,* Éd. Dangles, St-Jean-de-Braye.

Blacque-Belair-Mathieu de Fossey B., Fourestier M., 1991, *Dictionnaire des constantes biologiques,* Éd. Maloine.

Borhani N., 1982, « Exposition aux oligo-éléments et maladies cardio-vasculaires. Études épidémiologiques et pathologiques internationales », n° 256, in *Médicorama.*

Chappuis P., Poupon J., 1991, « Les différents prélèvements utilisables pour l'analyse des métaux en biologie », in *Les oligo-éléments en médecine et biologie,* 158-175, Éd. EM inter, Sferete-Tec-Doc.

Dauvergnes C.-R., 1991, « Les éléments-traces, bio-équilibrants de votre santé », n° 182, in *Santé Magazine.*

Deville M., 1978, *Le vrai problème des oligo-éléments,* Éd. Centre de recherches et d'application sur les oligo-éléments, Bursins.

Doryou C., 1982, « Cinq métaux de santé, n°s 73 et 74 », in *Santé Magazine.*

Dupouy A., 1984, *Les oligo-éléments en médecine fonctionnelle,* Éd. Maloine, Paris.

Favier A., 1991, « Les oligo-éléments en nutrition humaine », in *Les oligo-éléments en médecine et biologie,* 41-75.

Goudot-Perrot A., Picard H., 1982, *Les oligo-éléments en médecine,* Éd. Puf, Paris.

Kervran Cl., 1963, *Transmutations biologiques,* Éd. Maloine, Paris.

Koenig P., Marchal N., 1990, *Guide pratique des sels minéraux et oligo-éléments,* Éd. L'Étincelle, Montréal, Paris.

La Tullaye J. de, 1985, « Intérêt nutritionnel de certains oligo-éléments », in *Journée d'Étude sur les oligo-éléments,* Bordeaux, Université II, 17 mars 1984, Éd. Maloine.

Ménétrier J., 1958, *Les diathèses,* Éd. Le François, Paris.

Paccalin J., 1985, « Oligo-éléments et Nutrition », in *Journée d'Étude sur les oligo-éléments,* Bordeaux Université II, 17 mars 1984, Éd. Maloine.

Peltier M., 1992, *Les remèdes biothérapiques,* Éd. Diffusion Scientifique, Paris.

Petrini M., 1988, « Effets du rubidium sur l'hématopoïese », in *Ve Journée de Médecine fonctionnelle,* 1-2 octobre 1988, Paris.

Pfeiffe C.C., Gonthier P., 1983, *Équilibre psychobiologirque et oligo-éléments,* Éd. Debard, Paris.

Revue de médecine fonctionnelle, Collection jusqu'en 1992, Éd. Maloine, Paris.
Rueff D., 1992, « Forme et Santé », *La médecine orthomoléculaire,* Éd. du Rocher, Paris.
Saal R., 1989, *La force douce des oligo-éléments,* Éd. Robert Laffont, Paris.
Sal J., 1988, *Les oligo-éléments catalyseurs en pratique journalière,* Éd. Maloine, Paris, 6e édition.
Sctrick L., 1991, *L'oligothérapie exactement,* Éd. Roger Jollois, Limoges.
Sebbah D., 1989, *La santé par les oligo-éléments,* Éd. M.A. Éditions, Paris.
Sharon Faelten, 1988, *Les minéraux,* Éd. Québec Agenda, Gaëtan Morin.
Trémolières J., 1975, *Diététique et Art de vivre,* Éd. Seghers, Paris.

Annexes

Sélection non exhaustive des principales spécialités à base d'oligo-éléments avec mention de leurs formes de présentation et de leurs substances unitaires ou complexes disponibles.

Spécialités médicamenteuses commercialisées en pharmacie (voir tableau page 138).

Spécialités nutritionnelles commercialisées en pharmacie ou magasin de diététique (voir tableau page 139).

***

Dosages des oligo-éléments : Pour effectuer un bilan oligo-élémentaire, selon la méthode du C.E.I.A., on peut s'adresser à l'Institut Européen des Éléments-Traces, 119 bd Saint-Michel. B. 1040 Bruxelles. S'adresser également à cet Institut pour obtenir les adresses de tous les laboratoires belges, français ou suisses, effectuant les dosages d'oligo-éléments selon la même méthode.

Noms des spécialités	Présentations	Oligo-éléments unitaires	Complexes d'oligo-éléments
OLIGOSOLS (Labcatal)	Ampoules buvables ou injectables	Al, Bi, Co, Cu, F, I, Li, Mg, Mn, P, K, S, Zn	Cu/Au/Ag, Mn/Co Mn/Cu/Co Zn/Ni/Co
GRANIONS (Lab. des Granions)	Ampoules buvables	Ag, As, Bi, Cu, I, Mg, Sa, Si	
BIO-SÉLÉNIUM (Herbaxt)	Capsules	Se	
CELNIUM (Millot-Solac)	Capsules	Se	
DYNAVITAL (Monal)	Gélules	Co, Cu, F, Mg, Mn, S, Zn	
MICROSOL (Herbaxt)	Flacon unitaire	Cu, F, Li, S, Se	Mn/Co Mn/Cu
OLIGOCURE (Labcatal)	Solution pressurisée		Mn/Cu/Au
OLIGOGRANUL (Boiron)	Granules	Co, Cu, Mn, P, K, Se, S, Zn	Mn/Co, Mn/Cu/Co, Zn/Ni/Co Zn/Cu, Cu/Au, Ag
OLIGOSTIM (Dolisos)	Comprimés sublingaux	Co, Cu, F, Li, Mg, Mn, P, K, S	Mn/Co, Mn/Cu, Zn/Cu, Zn/Ni/Co, Cu/Au/Ag
SUBOLIGO (Phytodif)	Microcomprimés	Co, Cu, Li, Mn, S, Zn	Mn/Cu/Co

* Oligo-éléments, désignés selon leurs symboles chimiques, afin d'alléger le tableau.

Noms des spécialités	Présentations	Oligo-éléments unitaires	Complexes d'oligo-éléments
AZINC (Arkopharma)	Comprimés à croquer	Zn	
CHRON'OLIGO (P. Poirier)	Micro-granules	Al, Ag, Cr, Co, Cu, Fe, F, I, Mg, Mn, Ni, Or, P, K, Se, Zn	
OLIGO-ESSENTIELS (Richelet)	Gouttes buvables	Cr, Cu, F, Fe, Mn, Mg, Li, Mo, Zn	Zn/Ni, Mn/Co, Mn/Cu
OLIGOBS (Ido)	Comprimés		6 oligo-éléments + vitamines
OLIGOFLASH (Martin-Privat)	Soluté à pulvérisation buccale		Mn/Co/Mg/Zn/K
OLIGOCÉAN (Ido)	Gélules		34 oligo-éléments + sels minéraux marins
OLIGOFORCE (Oligopharma)	Gélules		Mn, Mg, Se, Zn, Ge + vitamines
SELEGERM (Cereal Wander)	Poudre		Fe/Cr/Mn/Zn/Se du germe de blé
THALAMAG (IPRAD)	Gélules	Mg (du milieu marin)	

* Oligo-éléments, désignés selon leurs symboles chimiques, afin d'alléger le tableau.

CET OUVRAGE A ÉTÉ ACHEVÉ D'IMPRIMER SUR ROTO-PAGE
PAR L'IMPRIMERIE FLOCH À MAYENNE EN MAI 1993
Broché : I.S.B.N. 2.7373.1279.5.
N° d'édition : 2618.01.04.05.93.
Relié : I.S.B.N. 2.7373.1285.X.
N° d'édition : 2624.01.03.05.93.
N° d'impression : 34066. Dépôt légal : mai 1993.